UN CORPS FERME AVANT L'ÉTÉ

ZÉRO BLABLA

AU PROGRAMME

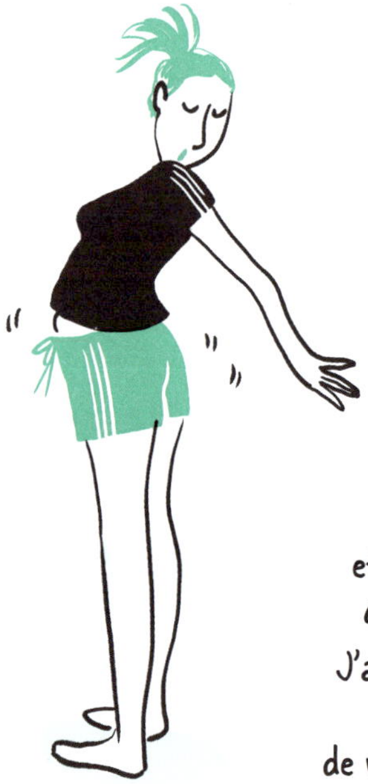

À toutes celles qui se battent
contre le syndrome de la fesse molle
et des abdos plus mousse que tablette au
chocolat… ce petit livre est pour vous !

J'ai la prétention de dire qu'il vous donnera
du baume au cœur lors de vos séances
de renforcement musculaire et vous montrera
que, si vous en avez envie, vous aussi vous pouvez
avoir un fessier tonique et un ventre plat !

Mon message le plus important restera toujours :
« Faites du bien à votre corps pour que
votre âme ait toujours envie d'y rester. »

En d'autres termes, prenez du plaisir
à prendre soin de vous !

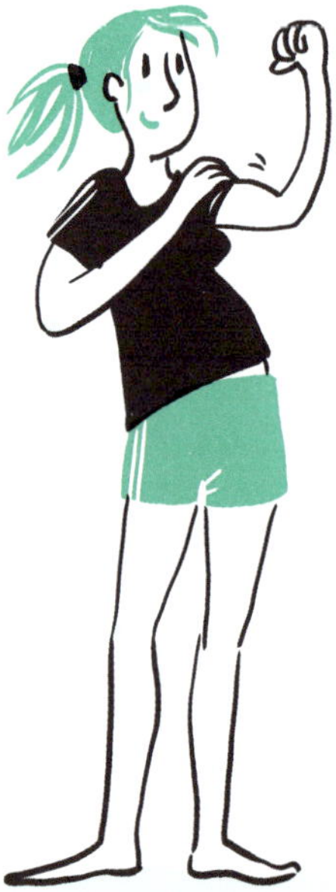

JE ME METS EN CONDITION

MON PLAN D'ATTAQUE !

DANS CE CHAPITRE,
découvrez les 3 piliers de ma méthode pour atteindre vos objectifs et les clés pour bien démarrer.

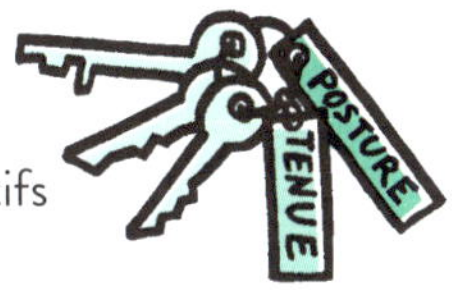

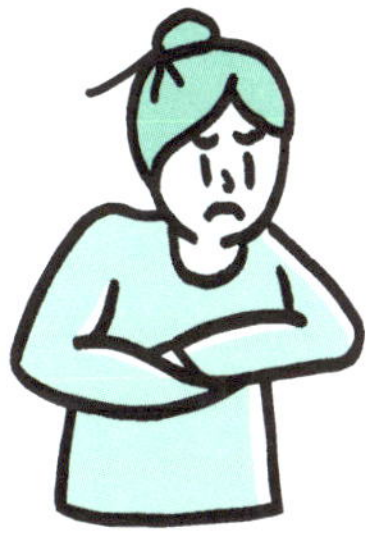

IL N'Y A PAS DE RECETTE MAGIQUE
ou de secret pour avoir un corps de déesse. Il faut un peu transpirer, mais surtout changer quelques habitudes de vie !

b.a-ba

DES EXERCICES D'ÉCHAUFFEMENT
pour ne pas se blesser.

OK, JE VOUS L'ACCORDE,
nous ne sommes pas toutes égales face à notre physique. C'est parfaitement injuste et, oui, vous avez le droit d'être boudeuse… mais seulement le temps de lire ce chapitre !

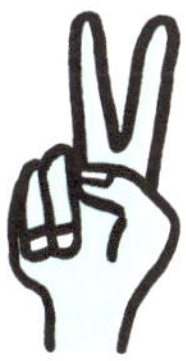

À VOS BASKETS !
Soyez déterminée et disciplinée. Ce programme est à la portée de tous et toutes. Parole de coach !

→ **WEB**

LE GRAND TEST

Êtes-vous plutôt Kate Moss, Beyoncé ou Jessica Alba ? Votre corps en dit long sur vous...

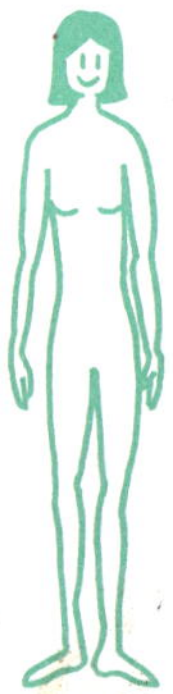

☐ LA BRINDILLE

Votre silhouette longiligne peut paraître maigre. Vous avez peu de poitrine et de fesses. Vous avez un faible taux de masse graisseuse et votre digestion peut s'avérer complexe.
Côté caractère, vous êtes plutôt nerveuse, ne tenez pas longtemps en place et êtes facilement angoissée.

Le moins sympa : vous avez du mal à prendre quelques kilos.

Le côté super sympa : vous possédez une formidable énergie, une motivation débordante et une très faible masse graisseuse. Chanceuse, va !

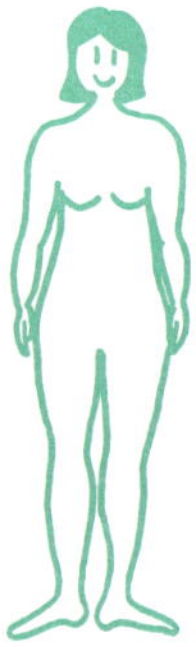

☐ LA PULPEUSE

Vos bras et vos jambes sont plutôt courts. Votre bassin est large tout comme vos fessiers sont rebondis. Votre poitrine peut être généreuse. Votre morphologie est méditerranéenne.
Côté caractère, vous pouvez être un peu nonchalante et longue à démarrer mais vous arrivez à relativiser plus facilement.

Le moins sympa : votre masse graisseuse s'avère plus élevée que sur les autres morphologies. Votre système digestif est généralement plus lent. Vous prenez du poids facilement.

Le côté super sympa : vous partez avec moins de facilités mais vous avez plus de chances d'atteindre vos objectifs rapidement. Quant à votre capital glamour, il est au top grâce à vos courbes !

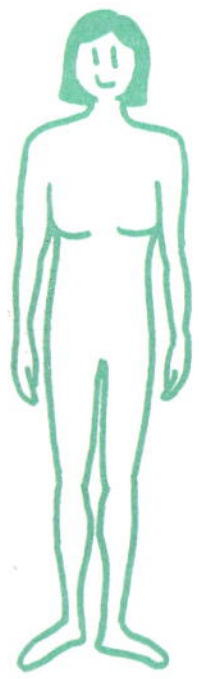

☐ LA MUSCLÉE

Votre corps forme un « V » : les épaules sont plus larges que le bassin. La masse musculaire est bien développée, avec peu d'excès de graisse. Côté caractère, vous débordez d'énergie et êtes dynamique, assez compétitrice dans l'âme.

Le moins sympa : vous avez tendance à penser les choses acquises.

Le côté super sympa : avec un corps aussi tonique, vous obtenez rapidement des résultats visibles. Ce serait dommage de gâcher ça par manque de motivation !

LA CHASSE AUX GRAISSES

C'est le moment de vous passer à la loupe pour voir où vos graisses sont stockées et constater qu'il n'y a pas de quoi s'alarmer !

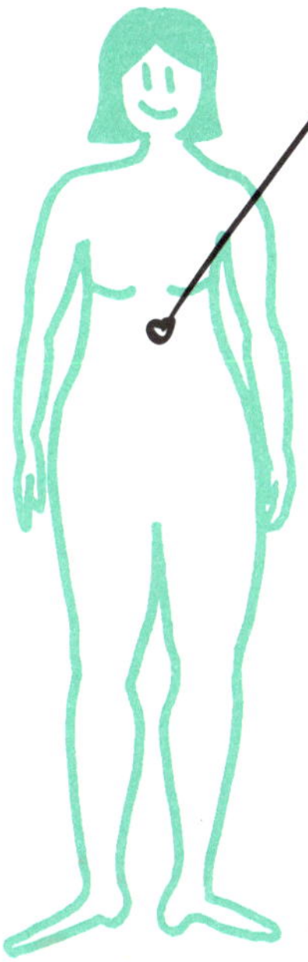

LE TYPE GYNOÏDE

Vous êtes l'inverse de l'androïde. Vous avez un ventre plat, une petite poitrine mais vous êtes plus « épaisse » au niveau des fessiers, des cuisses et des jambes... Votre masse grasse se trouve en dessous du nombril, ce qui n'est pas nocif pour votre santé.

→ **CÔTÉ ESTHÉTIQUE** : à vous les décolletés et les hauts moulants ! Vous avez de belles fesses rebondies, n'hésitez pas à les mettre en valeur.

→ **CÔTÉ ENTRETIEN** : focalisez le travail sur le bas du corps et le drainage pour accélérer la circulation sanguine.

LE TYPE ANDROÏDE

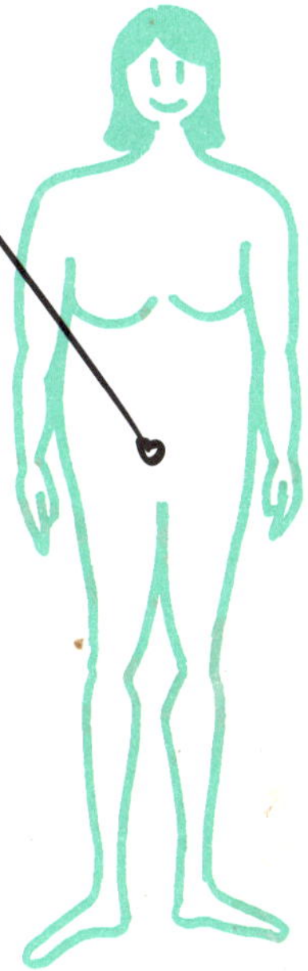

Vous vous reconnaîtrez facilement. En général, vous n'avez pas un gramme de cellulite sur les cuisses ni les fesses... Cependant, votre ventre n'est pas plat et vous pouvez avoir une poitrine généreuse ! En conclusion, votre masse grasse se trouve au-dessus du nombril. Ce n'est pas l'endroit idéal pour votre santé, car cela signifie que les graisses ne sont pas loin des artères et du système cardiovasculaire

→ **CÔTÉ ESTHÉTIQUE** : à vous les jupes et les shorts courts !

→ **CÔTÉ ENTRETIEN** : misez sur le travail de la taille, des bras et du dos. Et n'oubliez pas les fessiers !

PILIER N°1

L'ÉQUILIBRE ALIMENTAIRE

Un bon équilibre alimentaire signifie faire les bonnes associations dans son assiette.

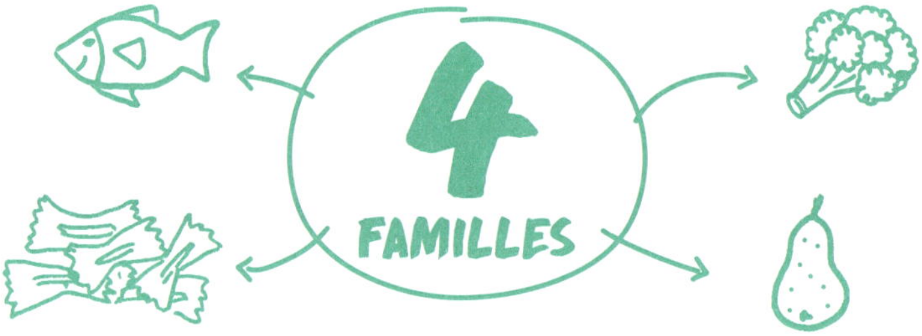

LES CAPULET ET LES MONTAIGU

Il faut distinguer 4 groupes d'aliments ou 4 familles : les protides, les glucides, les légumes, racines et graines, et la dernière famille que je mets volontairement à l'écart : les fruits. Comme dans la célèbre pièce de Shakespeare *Roméo et Juliette*, deux familles s'opposent et se détestent : les Capulet et les Montaigu sont dans notre cas les glucides et les protides... facile à comprendre non ? Les associer entraîne une mauvaise digestion et assimilation des nutriments, la perturbation des enzymes digestives, des ballonnements, de la constipation, des gaz, des somnolences, le syndrome du côlon irritable et des brûlures d'estomac. Pas très glamour tout ça !

LES SECRETS D'UNE BONNE DIGESTION

Bien associer ses aliments aide l'organisme à mieux brûler les graisses et favorise une bonne digestion, sans douleurs d'estomac ni ballonnements. Reprenons : pour manger sainement, la famille glucides s'entend très bien avec la famille légumes et graines...

Par exemple, ajoutez à une salade de pommes de terre des herbes fines et des noix, ou préparez des linguine all'arabiata ! La digestion sera optimale et vous vous sentirez bien à la sortie de votre repas... sans coup de pompe !

Pour la famille protides, elle se marie à merveille avec le groupe des légumes et graines.

Par exemple, accompagnez une escalope de dinde d'une fondue de poireaux ou pensez au céleri pour du saumon cuit en papillote. Ventre plat garanti ! Et si toutefois, il vous arrive de mélanger les protides et les glucides en petite quantité, privilégiez les poissons ou les protéines végétales (tofu, soja) et le riz par exemple. Ce sera toujours plus digeste que l'entrecôte/pâtes !

PILIER N°2

L'EXERCICE PHYSIQUE

30 minutes, c'est le temps que vous devrez prendre chaque jour pour débarrasser votre corps du stress qui l'envahit…

FAMILIARISEZ-VOUS AVEC VOTRE MAISON…

C'est LA botte secrète pour avoir un ventre plat, un dos solide et sculpter le reste du corps en toute sécurité. Votre maison, c'est le centre de votre corps, elle correspond à votre buste, des épaules au pubis. Le toit représente vos épaules. Il est posé sur 4 murs et repose sur un plancher.

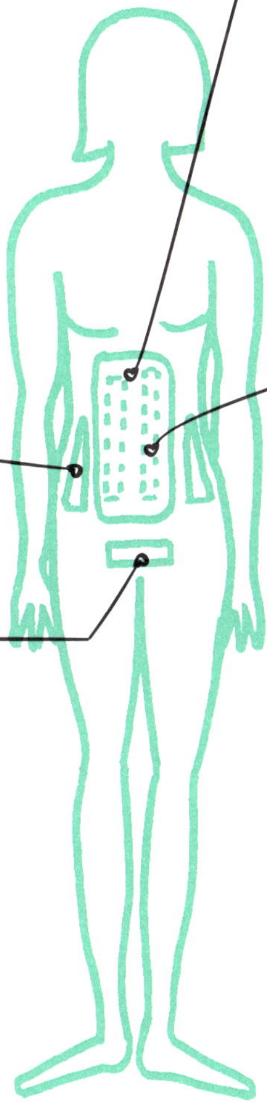

LE GRAND DROIT

C'est la partie visible des abdos, les célèbres tablettes de chocolat ! Vous ne voyez pas le muscle transverse car il se situe en dessous des tablettes de chocolat et s'accroche à votre colonne vertébrale. C'est en quelque sorte notre gaine naturelle. Vous l'utilisez lorsque vous toussez, par exemple. Ce muscle transverse, retient vos organes et donne un ventre plat.

LES PETITS ET LES GRANDS OBLIQUES

Ils sont situés de part et d'autre de votre taille.

LES MUSCLES LOMBAIRES

Comme leur nom l'indique, ils se trouvent dans le bas de votre dos.

LE PÉRINÉE

Notre maison est constituée d'un plancher, c'est votre muscle périnée. Il se trouve entre vos jambes, et s'étend du coccyx au pubis. Vous le sollicitez toute la journée car c'est lui qui retient vos organes. Hommes et femmes ont un périnée, c'est ce muscle qui vous aide à garder l'équilibre et que vous contractez lorsque vous vous retenez d'uriner. D'ailleurs, vous remarquerez que si vous serrez le périnée, votre ventre se rentre automatiquement !

… ET VERROUILLEZ-LA

Pendant tous les exercices fitness, et même lorsque vous soulevez des objets lourds dans votre quotidien, votre maison doit être verrouillée : épaules basses, ventre rentré, périnée serré. Imaginez que vous portez une ceinture et que vous la resserriez d'un cran. Inspirez ensuite doucement puis en expirant calmement, serrez votre périnée en 3 temps, de plus en plus fort, comme si vous vous reteniez de faire pipi. Inspirez de nouveau en le relâchant. Vous devez sentir votre ventre se rentrer et se durcir. Votre maison se verrouille lentement et protège votre colonne vertébrale.

COMMENT BIEN FERMER SA MAISON

Non, je ne vous demande pas de vous barricader ! Voici un exercice idéal pour travailler et entretenir votre posture et garder un ventre tonique. Mais concrètement, « fermer sa maison», ça veut dire quoi ?

LE PLANCHER

Le périnée est tout simplement le plancher de votre maison. Il s'insère dans le coccyx, est parallèle au sol et vient se terminer sur votre pubis. Il est essentiel de le visualiser car vous allez être en étroite relation avec lui durant vos séances de fitness.
Pour vous aider, imaginez un ascenseur qui monte au premier étage, puis au deuxième et s'arrête au troisième. Si vous le faites bien, vous sentirez que votre ventre se rentre tout seul : votre maison se verrouille !
En réalisant régulièrement cet exercice, votre posture sera améliorée, votre ventre restera plat et vous vous musclerez tout en douceur.

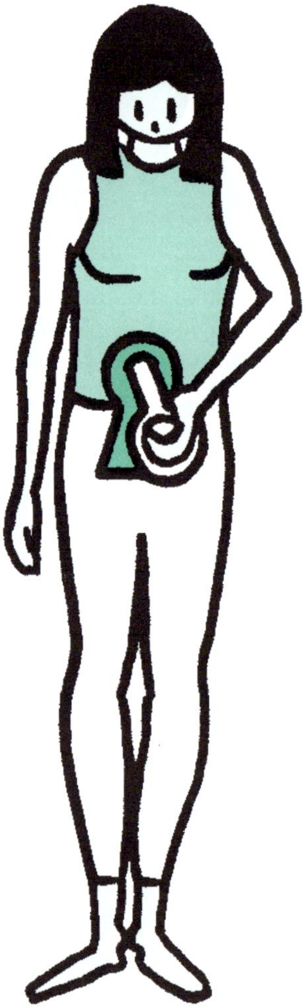

LE TOIT

Descendez vos omoplates dans les poches arrière de votre jean. Votre nuque est longue, le menton est légèrement rentré. Vos épaules représentent le toit de votre maison : il doit être solide.

LES MURS

Rentrez légèrement le nombril, et étirez la colonne vertébrale vers le haut. Vos abdominaux (le grand droit – les tablettes de chocolat –, et le transverse – le muscle que je nomme notre gaine naturelle car il fait tout le tour de notre buste), votre taille (vos obliques) et votre bas du dos (vos lombaires) constituent les quatre murs de votre maison.

5 ASTUCES

POUR AVOIR UNE BONNE POSTURE

1 ABAISSEZ LES ÉPAULES

Regardez-vous dans un miroir et imaginez que vous glissez vos omoplates dans les poches arrière de votre jean. La nuque doit être longue, le menton dans l'axe. Observez votre port de tête : joli... Prenez une grande inspiration par le nez et soufflez par la bouche !

2 RENTREZ VOTRE VENTRE DOUCEMENT

Imaginez que vous resserrez d'un cran votre ceinture. Cela permet aux muscles du ventre les plus profonds de reprendre leur rôle de gaine naturelle. Inspirez en gonflant le ventre et expirez en rentrant au maximum votre nombril. Vous devez ressentir que votre ventre est dur et tonique. Et un ventre rentré légèrement, c'est un dos protégé et une belle posture.

3 PRENEZ CONSCIENCE DE VOTRE PÉRINÉE

C'est la clé d'une posture impeccable. Petit rappel : ce muscle se trouve entre les jambes et vous pouvez le contracter avec le glamourissime exercice du « stop pipi ». Il est indispensable pour un bon équilibre, un ventre plat et une posture solide. Pensez à le contracter lorsque vous faites un effort.

4 TESTEZ VOS SENSATIONS

Assise sur une chaise, les mains sur les genoux, descendez bien vos omoplates, redressez-vous et rentrez un tout petit peu le ventre. Prenez une inspiration par le nez sans relâcher le ventre et expirez comme si vous souffliez dans une paille en serrant votre périnée de plus en plus fort. Quelles sont vos sensations ? Une solidité à toute épreuve et un port de tête royal ? Gagné ! À pratiquer plusieurs fois de suite à la caisse d'un magasin, au feu rouge, dans le métro...

5 MARCHEZ DROITE

La tête bien droite, les bras relâchés le long de votre corps, traversez la pièce en vous grandissant. Marchez en prenant conscience de chacun de vos pas, ouvrez vos orteils pour bien prendre appui au sol. Vous êtes une femme chat, à la taille de guêpe !

PILIER N°3

LA FORCE MENTALE

Vous le savez aussi bien que moi, le mental est nécessaire pour atteindre vos objectifs... qu'ils soient professionnels ou personnels.

LA MOTIVATION

Une des premières règles est de ne laisser personne vous détourner de votre chemin. Gardez le cap, avancez, même si votre tête est remplie de questions. Vous trouverez toutes vos réponses au fur et à mesure.
Que votre objectif soit de mincir, de vous tonifier, vous devez apprendre à vous auto-évaluer et à parfois accepter que vous n'êtes pas toujours réaliste avec vos désirs !

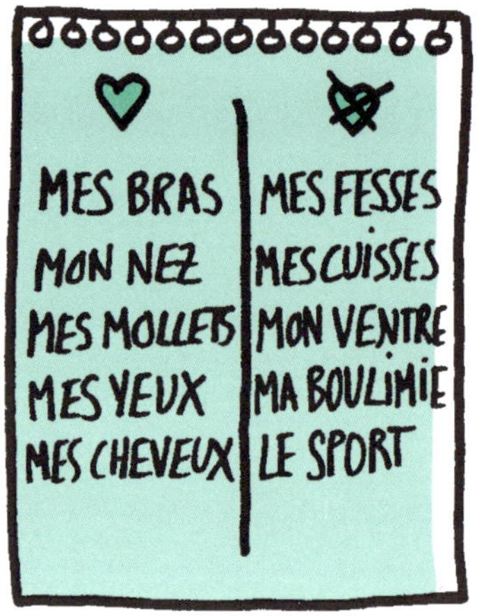

APPRENEZ À ÊTRE OBJECTIVE

Pour cela, faites aussi souvent que nécessaire l'exercice de la liste des vérités.

LA LISTE DES VÉRITÉS

Tracez sur une feuille deux colonnes : à gauche, notez ce que vous aimez chez vous, à droite ce que vous aimez moins. Pour chaque partie de vous que vous n'aimez pas, vous devez trouver la solution pour y remédier ou transformer ce défaut en qualité.

- **Par exemple, j'aime mon ventre mais je n'aime pas mes cuisses car elles sont trop grasses. Néanmoins, si je me mets à faire de la marche rapide deux fois par semaine, elles s'affineront...**
- **J'aime ma détermination mais je suis trop susceptible. Je vais donc travailler mon sens de l'humour.**

Vous allez petit à petit vous réconcilier avec votre physique... et votre caractère !

4 ASTUCES
POUR ÊTRE BELLE ET ZEN

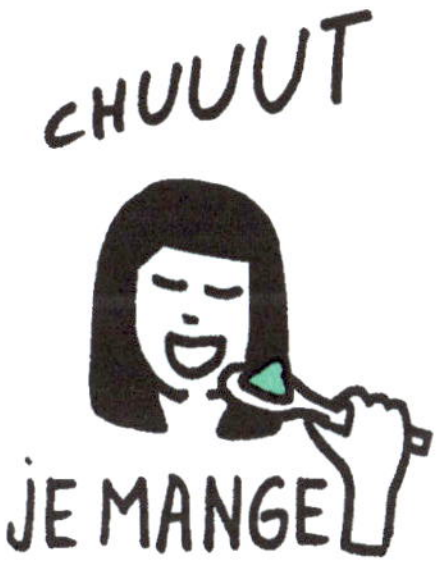

MANGEZ AU CALME

Mastiquer est le secret de votre ligne. Nous devrions tous mâcher nos aliments jusqu'à ce qu'ils soient réduits à l'état de liquide. Ne mangez pas devant la télévision ni de manière compulsive pour combler un vide. Cela ne résoudra pas vos problèmes et vous ne vous sentirez pas mieux après, bien au contraire... Ballonnements, crampes abdominales et culpabilité seront vos seuls résultats.

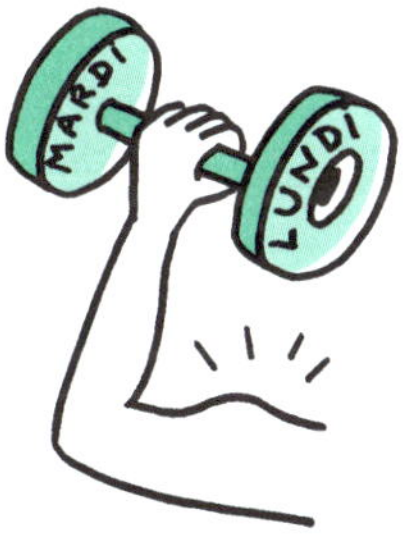

BOUGEZ TOUS LES JOURS

Qui a dit qu'il fallait faire du sport uniquement le dimanche ou dans une salle de sport avec des horaires bien précis ? Certainement pas moi ! Pour que vous vous sentiez bien et belle dans votre corps, il faut penser à lui au moins une fois par jour ! S'étirer, se redresser, se muscler doivent faire partie de votre quotidien.

RESPIREZ, VOUS EXISTEZ !

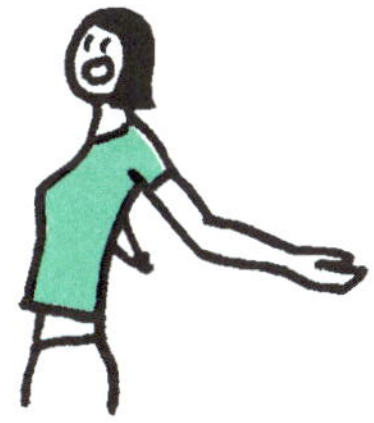

Faites quelques exercices de respiration pour vous reconnecter à vous-même. Prenez le temps de respirer en toute tranquillité et prenez conscience du moment présent. Rien de tel pour apprendre à gérer ses émotions et prendre du recul.

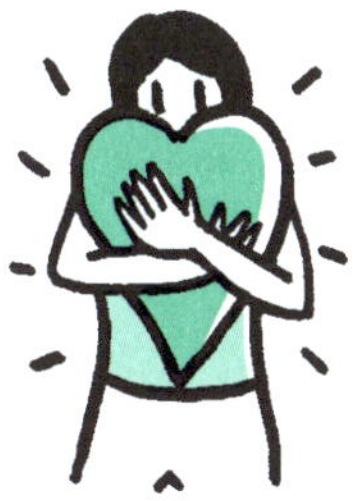

AIMEZ-VOUS !

Prenez du plaisir à vous habiller, vous crémer, vous coiffer et surtout à bouger. Acceptez-vous telle que vous êtes. Acceptez votre morphologie, vos traits de caractère, vos différences. Vous serez radieuse et pleine de bonnes ondes pour communiquer avec les autres.

MES MANTRAS

Voici quelques-uns de mes mantras, indispensables à votre bien-être. Je trouve le mot « règle » dur et culpabilisant. Je lui préfère « mantra », littéralement « pensée protection », qui est donc une formule qui protège, pour un bien-être physique et mental.

UN CITRON CHAUD

Commencez votre journée par un demi-citron pressé dans un verre d'eau tiède à jeun. C'est le premier geste pour un bon transit. Il aide à éliminer les toxines accumulées de la veille et vous aide à aller à la selle. C'est donc un bon départ pour avoir le ventre plat dès le début de la journée.

UN ENCAS MALIN

Terminés les sucreries, les aliments trop gras ou trop salés. On vide les placards, ainsi que les tiroirs de la boîte à gants de la voiture et du bureau, voire on fait le ménage dans le bureau de sa collègue qui a toujours un petit truc à grignoter ! Remplacez tous les grignotages intempestifs par une poignée d'amandes de Californie. Ce sont les fruits secs les plus riches en nutriments de la planète, alors pourquoi s'en priver ? Ce snack intelligent permet de réduire la sensation de faim et de continuer à se faire plaisir sans prendre un gramme !

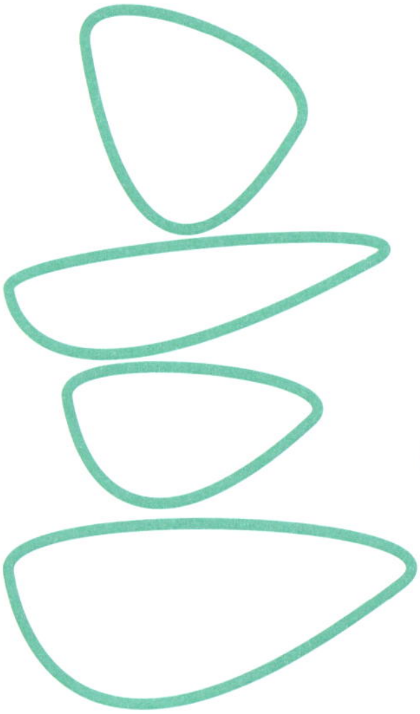

LA SUN SALUTATION

Intégrez à votre rituel du matin cet enchaînement de postures de yoga : il donnera de l'énergie à votre corps et à votre tête pour toute la journée, et ce, seulement en 5 minutes.
(voir p. 12)

HYDRATEZ-VOUS

Le corps est composé de 60 à 70 % d'eau, selon les morphologies. Après l'oxygène, l'eau est l'élément le plus important pour la vie car c'est grâce à lui que notre corps peut utiliser l'énergie présente dans les aliments. L'eau occupe quasiment tous les espaces de notre corps tant à l'intérieur des cellules qu'à l'extérieur. 1,5 l d'eau, c'est ce que vous devez en moyenne consommer dans la journée pour hydrater votre corps. Votre peau, vos reins vous remercieront.

NE SAUTEZ PAS DE REPAS

Sauter un repas ne sert à rien, surtout pas à faire maigrir. Votre métabolisme doit être boosté au maximum. Plus il sera régulé par les repas, moins vous stockerez de graisses. Ainsi, votre corps saura qu'il n'est pas en danger ! Vous le nourrirez régulièrement et ne secréterez pas d'hormones de stress stimulant l'insuline à mauvais escient. Résultat : terminés les stocks de graisses et la cellulite !

UN MENTAL D'ACIER

Voici quelques idées de challenges pour vous aider à garder le cap et vous donner envie de vous dépasser.

MON CHALLENGE

DES VACANCES SPORTIVES

Un trek avec votre chéri, la montée du Kilimandjaro ou même un marathon ? Rien ne doit vous faire peur. Vous avez les capacités pour changer et pour vous sculpter une silhouette de sportive. Inscrivez votre objectif en gros sur votre réfrigérateur, il vous fera de l'œil en cas de baisse de régime !

UN MARIAGE EN VUE : LE VÔTRE

Quelle pression ! Allez-vous rentrer dans votre robe ? Être belle à damner les dieux ? La réponse est oui et oui... Ne vous mettez pas plus de pression qu'un mariage n'en met déjà. Faites votre rétroplanning et casez jour après jour les conseils et exercices de ce livre. Vous serez une mariée confiante et radieuse, assurément.

UNE SANTÉ FRAGILE

Du cholestérol, un taux de sucre trop élevé, de la tension, quelques kilos en trop... ?
Et si votre challenge était de vous offrir une meilleure santé ? Bien manger, bien bouger et sculpter votre corps au fil de vos journées : voilà un vrai chemin de vie. Un défi quotidien pour être bien dans votre corps et votre tête.

UN BÉBÉ EN PRÉVISION

Il n'y a rien de plus beau que de se préparer à avoir un enfant. Une gentille pression pour que votre corps soit prêt à recevoir ce bonheur. Chaque jour, mettez en place ce programme pour votre bien-être et votre santé. Vous donnerez naissance à un bébé zen et en pleine forme !

LE PLUS BEAU CADEAU

Pourquoi ne pas envisager ce programme comme un cadeau que vous vous faites à vous-même ? Vous reprendre en main après une période difficile ou un manque de motivation, c'est un beau défi qui demande de la détermination.

« Je suis grosse »
« Je suis molle »
« Je suis raide »
« Je suis squelettique »
« C'est irrattrapable ! »

Sculptez votre corps jour après jour pour arrêter de vous dévaloriser : vous allez vite retrouver confiance en vous. Vous aurez une image positive de vous et vous vous serez prouvé que vous en êtes capable. Ce n'est qu'une question de temps, soyez patiente et conciliante avec vous-même...

YES YOU CAN !

Soyez objective, c'est la clé de réussite de votre programme, et retrouvez confiance en vous en chassant les pollueurs de vie : anxiété, renoncement de soi, sentiment d'infériorité, rejet, honte, découragement, qui ont envahi votre vie depuis plusieurs années, parfois à la suite d'expériences douloureuses. Osez faire le ménage dans vos habitudes et prenez des risques.

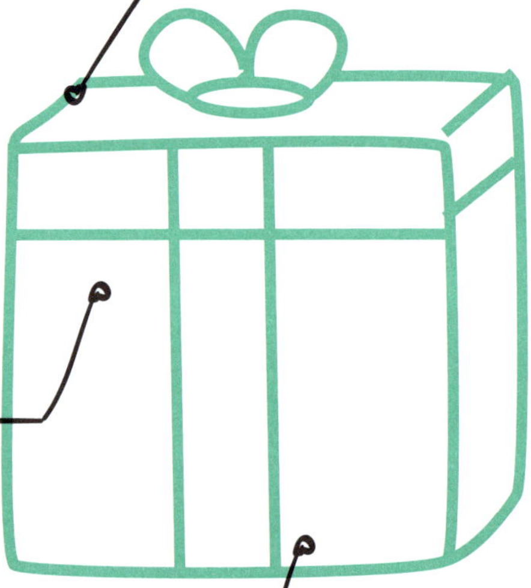

À BAS LES PHRASES NÉGATIVES !

POUR VOUS, RIEN QUE POUR VOUS

Quelle que soit la raison de votre challenge, faites les choses pour vous, et seulement pour vous. Bien souvent, les réflexions des autres ne sont que le reflet de leur malaise. Ne vous laissez pas déstabiliser et prenez soin de votre corps pour que votre âme ait toujours envie d'y rester.

4 TRUCS

POUR VOUS MOTIVER LE MATIN

UN TAPIS EN FACE DE TOI, TU METTRAS

Mon tapis de yoga est en face de mon lit, il me fait de l'œil dès que j'ouvre les yeux. Du coup, commencer la journée en pratiquant la salutation du soleil est devenu un réflexe bien-être. Essayez !

QUELQUES MINUTES CHAQUE MATIN, TU PRENDRAS

Chaque matin démarre sur les chapeaux de roue ! C'est pourquoi je vous conseille de prendre 5 minutes de douceur avant de sortir de votre chambre… À la clé, un réveil des sens et une mise en bonnes conditions pour commencer la journée. Instaurez votre rituel en choisissant parmi les 4 exercices (soft) que je viens de vous proposer.

LA RESPIRATION YOGIQUE, TU FERAS

Elle est parfaite pour ouvrir l'esprit, travailler les abdominaux et détendre les chakras du ventre. En position assise, en tailleur, redressez-vous et déposez vos mains sur les genoux. Inspirez et expirez par le nez rapidement. À chaque expiration, rentrez rapidement le ventre en gardant le périnée serré et, le temps de l'inspiration, laissez aller votre ventre. Le bruit de votre respiration doit faire : tchi, tchi, tchi, pendant 1 minute, et cela 3 fois.

À TON PORT DE TÊTE, TU PENSERAS

Rien de plus élégant qu'un port de tête gracieux. Les hommes adorent les femmes qui se tiennent droites et qui marchent sur des pattes de velours ! Abaissez les épaules, rentrez votre ventre, serrez votre périnée et marchez la tête bien droite, les bras relâchés le long du corps, en vous grandissant.

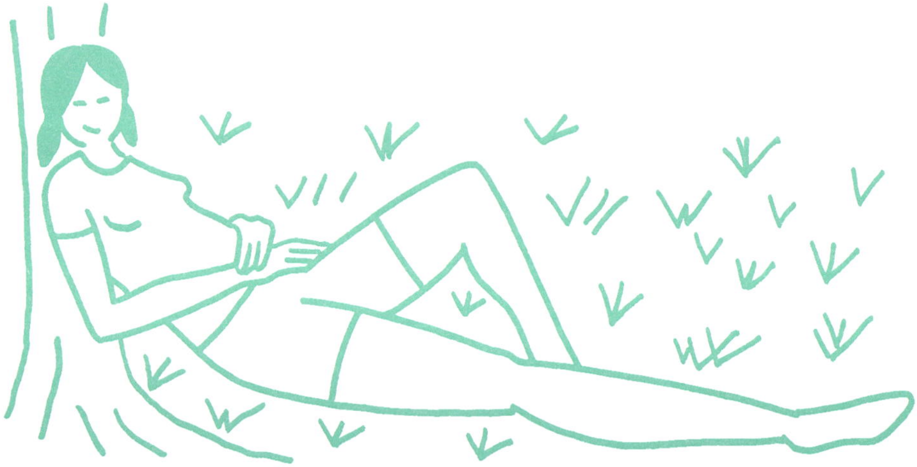

RESSOURCEZ-VOUS !

1

PAS DE TRAVAIL CHEZ VOUS

Une fois rentrée chez vous, passez à autre chose. Faites d'autres activités pour vous aérer l'esprit, vous ressourcer et profiter de votre temps libre.
Il faut vous trouver un rituel de décompression. Pourquoi pas une bonne promenade de 30 minutes ? Vous pouvez aussi faire une séance de fitness ou vous détendre avec vos enfants. Ce temps pour vous est essentiel. Votre entourage en sera ravi, vos enfants et votre conjoint seront plus détendus…

2

LA COHÉRENCE CARDIAQUE

Prenez conscience de votre respiration grâce à la cohérence cardiaque.
Assise, décontractez-vous et effectuez 18 respirations en 3 minutes. Inspirez par le nez en gonflant le ventre puis expirez par la bouche doucement.
Cet exercice plébiscité par les cardiologues réduit de manière significative l'impact du stress sur le cœur. Faites-le tous les jours : dans le métro, dans la queue au supermarché, au bureau ou à la maison.

3

OUI AUX HUILES ESSENTIELLES

Au bureau, à la maison, dans la voiture : il n'y a rien de meilleur qu'une bonne odeur pour se détendre et se revitaliser. Je pense notamment à un mélange d'orange douce, citron, menthe douce, romarin camphré, girofle et cannelle qui favorise le retour à l'énergie… ou à l'huile essentielle de Ylang Ylang qui stimule le corps et l'esprit. Pour un retour au calme, privilégiez la marjolaine, le néroli, la lavande, la camomille et la mandarine.

3 EXERCICES MAGIQUES POUR SE DÉTENDRE

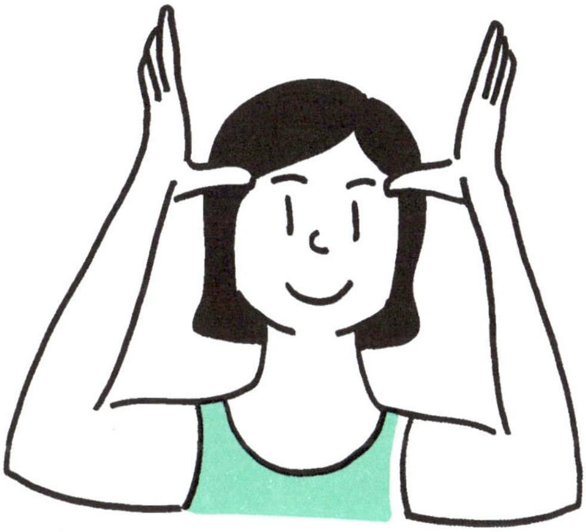

MASSEZ VOS TEMPES

Massez vos tempes avec quelques gouttes d'huile essentielle de menthe poivrée : c'est le meilleur remède contre les migraines !

TIREZ LA LANGUE

Tirez la langue durant 1 minute pour détendre ce muscle qui en a tant besoin. Une minute, cela peut vous paraître long, mais vous éliminerez plus de toxines et soulagerez votre mâchoire !

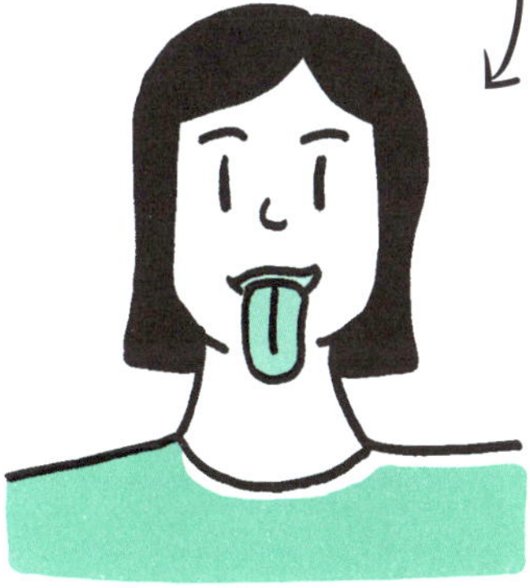

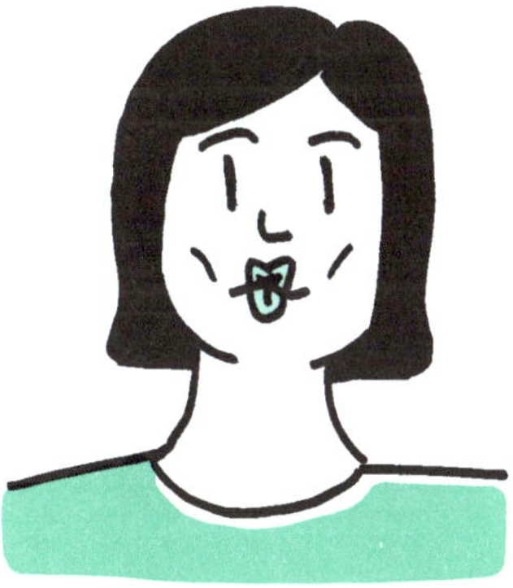

FAITES LE POISSON

Tonifiez vos joues en faisant le poisson : aspirez vos joues et faites de petits baisers, puis relâchez pour mieux recommencer… à faire 3 fois. Cet exercice mobilise vos muscles buccinateurs et orbiculaires comme jamais : c'est bon pour les rides mais aussi pour rire !

MON PLAN D'ATTAQUE

EN FORME DU MATIN AU SOIR

8 h

→ ÉTIREZ-VOUS

Ne commencez pas la journée sans faire des étirements ou des respirations. Votre corps en a besoin, tout comme votre cerveau embrumé dès que l'alarme de votre réveil sonne. Alors, prenez 15 minutes pour vous avant de sortir de votre chambre et d'être assaillie par un mari, des enfants, le chien, le téléphone ou Internet. La salutation au Soleil (pp. 26-27) est le top du top, mais tout autre étirement fera l'affaire s'il est fait en pleine conscience.

9

10

11

CULTIVEZ LA BONNE HUMEUR !

Un sourire sur un visage, c'est de la bonne humeur communicative, une détente optique pour votre entourage. Mais ce sont surtout de bonnes ondes pour votre cerveau. Vous stimulez vos hormones du bonheur. L'astuce ?
Dès votre réveil, trouvez trois choses positives pour commencer la journée !

12 h

13

AYEZ DE PETITS RÉFLEXES POUR DE GRANDS CHANGEMENTS

Votre corps, c'est comme une maison : pour qu'il soit solide, baissez les épaules (la toiture), rentrez le ventre (les murs) et serrez légèrement le périnée (le plancher), dès que vous y pensez. Bientôt, ce sera automatique. Vous y gagnerez des abdominaux fermes pour un bon transit, un dos solide et une bonne digestion.

14 h

15

16

OFFREZ-VOUS UN SAS DE DÉCOMPRESSION

Le soir, en rentrant chez vous, sortez votre corde à sauter et effectuez 2 séries de 30 sauts les pieds joints. Vous permettez ainsi à vos tissus graisseux de se secouer, d'évacuer les tensions et de donner un coup de fouet à votre peau !

17

18 h

LA BONNE TENUE ET LES BONS ACCESSOIRES

Vous devez vous trouver belle dans votre tenue de sport, même si vous n'avez pas l'habitude de porter ce type de vêtements : une façon d'être féminine même sans talons hauts !

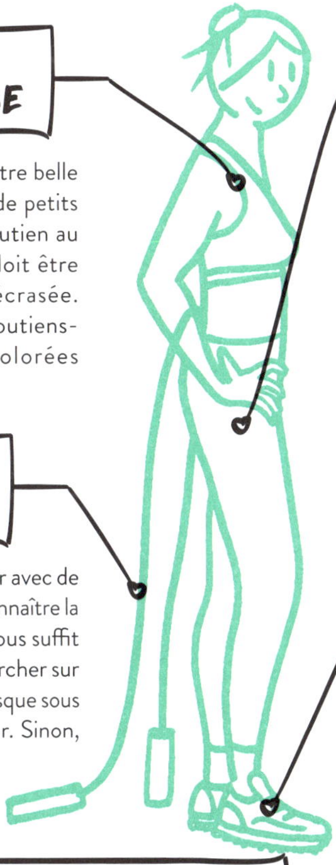

LE BON SOUTIEN-GORGE

Ou je vous garantis la fin de votre belle poitrine – même si vous avez de petits seins. Vous devez sentir un soutien au niveau du dos et la poitrine doit être maintenue, mais pas trop écrasée. Aujourd'hui, on trouve des soutiens-gorge ou des brassières colorées tendance et sexy.

STOP AUX JOGGINGS INFORMES !

Dans votre tenue de sport, vous devez être à l'aise, mais surtout mise en valeur. Pas de sac à patates ! On assortit son tee-shirt à ses baskets. Un look un peu sympa ? Un legging avec un tee-shirt à large encolure et un débardeur coloré en dessous. Ou un jogging évasé et un top pas trop moulant.

UNE CORDE À SAUTER

Choisissez-la en vinyle ou en cuir avec de bons roulements à billes. Pour connaître la bonne longueur de la corde, il vous suffit d'attraper les poignées et de marcher sur la corde. Si elle peut remonter jusque sous les bras, c'est la bonne longueur. Sinon, raccourcissez-la.

LES BONNES BASKETS

Vous avez besoin d'une paire de chaussures qui absorbe les chocs, amortisse chacun de vos pas. Et Dieu sait que vous allez en faire ! Les chaussures type running sont parfaites. Faites-vous conseiller.

UN SWISS BALL + UN TAPIS + UNE PAIRE D'HALTÈRES DE 2 KG

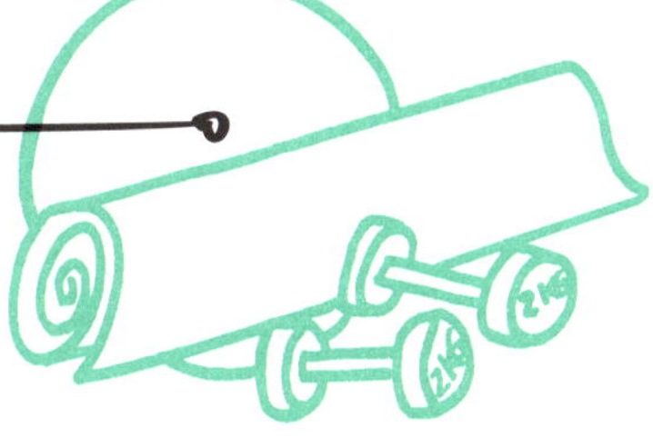

Votre tapis servira pour les exercices au sol, les haltères pour travailler tout votre corps et le Swiss Ball pour renforcer le travail de votre posture et le côté ludique. À vous de jouer !

LE BON MATÉRIEL

Pour réaliser les exercices de ce livre, vous n'aurez besoin que d'un tapis. Mais pour vous challenger et progresser, certains exercices pourront être faits avec des accessoires. Vous les avez peut-être déjà chez vous, en train de prendre la poussière : c'est le moment de les sortir, ils vous seront très utiles dans votre quête de la fesse ferme et des abdos toniques.

→ **Un tapis de sol** un peu épais, pour préserver vos genoux pour les exercices à quatre pattes ou en appui sur les coudes. Il doit être antidérapant pour assurer votre stabilité.

→ **Une paire d'haltères de 3 kg** au minimum pour obliger vos fessiers à bien se contracter. Souvenez-vous, le fessier est le muscle le plus puissant du corps, il faut donc le bousculer un peu pour le voir s'arrondir !

→ **Un élastique** : j'aime particulièrement les grandes bandes élastiques qui permettent de réaliser une multitude d'exercices. Bon à savoir : chaque couleur offre une résistance différente.

→ **Un step** : très intéressant pour changer les angles de travail de vos muscles fessiers. Le step permet une plus grande amplitude dans le mouvement, en surélevant les pieds pour aller chercher une plus grande contraction musculaire. Il peut aussi faciliter certains exercices d'abdos. Par exemple, en faisant la planche les mains en appui sur le step et les pieds au sol, vous aurez moins de chance d'être mal placée au niveau de votre dos.

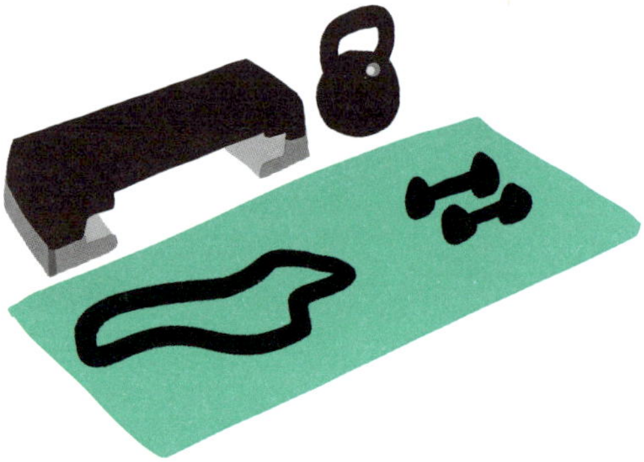

→ **Le kettelbell** : cet accessoire en forme de cloche est incroyable pour augmenter les poids sans se blesser. Très efficace pour les fentes, les squats mais aussi certains abdos, réservez-le pour la phase 2 de votre entraînement, c'est-à-dire lorsque vous maîtriserez tous les exercices de ce livre !

ET SI J'AI BESOIN DE COURS POUR ME MOTIVER ?

Si vous êtes fan des cours collectifs en salle de sport, je vous recommande les cours suivants, en plus de mes exercices :

→ **Les cours Total Body** : ils dispensent un renforcement musculaire de l'ensemble du corps, avec différents matériels (poids, barre, haltères).

→ **Les cours d'abdos-fessiers** : ils vous permettront de varier vos exercices ainsi que les intensités.

→ **La musculation pure** : rien de tel que de travailler avec des barres et des poids un peu lourds pour, de temps en temps, « choquer » le muscle et vous faire progresser rapidement. Attention, n'y allez pas trop fort, sinon gare aux courbatures !

→ **Les cours de TRX** : suspendue à des sangles, découvrez une multitude d'exercices où votre équilibre est mis à rude épreuve. Idéal pour bien solliciter les muscles des cuisses, des fessiers et du dos.

→ **La barre au sol et autres cours de danse** : parfait pour travailler sa grâce, mais aussi son endurance musculaire et sa posture. Les fessiers et les abdos sont en permanence sollicités.

→ **Les cours avec Swiss Ball** : ils vont travailler votre posture, votre équilibre donc vos abdos et vos fessiers, le tout de façon ludique pour vous muscler en profondeur.

→ **Le Pilates et le yoga** : axés sur la respiration, ces cours sont excellents pour affiner la taille, renforcer le dos et les abdos.

JOGGING, MARCHE OU VÉLO ?

Peu importe, tout dépend de vos affinités. L'essentiel est de faire des séances de 30 minutes au minimum pour que ce soit efficace.

LE JOGGING

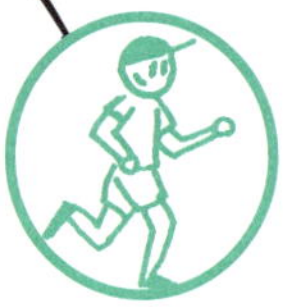

Il convient bien aux plus énervées, à condition de maîtriser votre respiration : attention donc à la fréquence cardiaque ! Il est efficace contre la cellulite, le renforcement des os et le dépassement de soi.

LE VÉLO

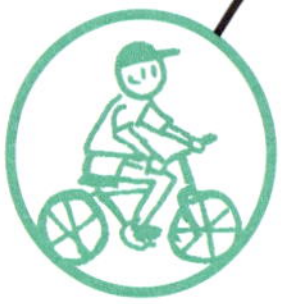

Il est excellent pour sculpter les jambes, renforcer les abdominaux et soulager les personnes au dos fragile.

LA MARCHE

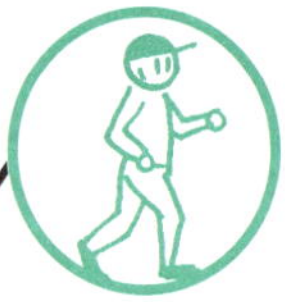

Elle est très efficace pour brûler des graisses, à condition de garder le bon rythme cardiaque. Elle aide également à améliorer la circulation sanguine et le renforcement de la posture.

LA CORDE À SAUTER

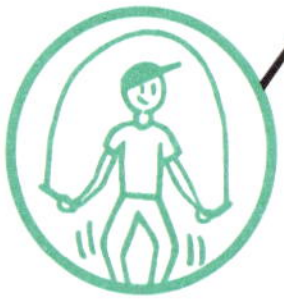

Elle est merveilleuse pour sculpter une silhouette en un temps record, à condition que la posture soit bonne : tenez-vous le ventre rentré et le dos droit, et toujours sur demi-pointes, les genoux fléchis. Faites des séances complètes de 15 à 20 minutes, avec de petites pauses pour récupérer et ne pas faire exploser la fréquence... Variez les sauts et pensez ensuite à bien vous étirer.

LE BON RYTHME

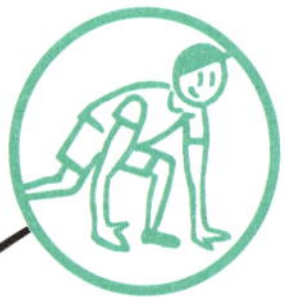

L'idéal est de faire au moins 2 séances cardio par semaine pour travailler votre cœur. Le reste du temps, casez-vous 30 minutes par jour pour vous concocter un corps à damner les dieux ! Appelez ça votre pause bien-être !

LES SPORTS QUI BOOSTENT

Pour vous aider à atteindre vos objectifs, il est essentiel que vous pratiquiez plusieurs activités différentes pour solliciter un maximum vos muscles et ainsi les obliger à sortir de leur zone de confort ! Voici ceux que je vous recommande.

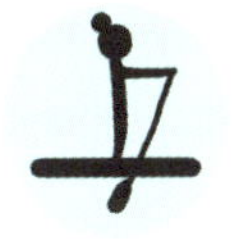

→ Le paddle : très en vogue, cette pratique sportive consiste à monter sur une longue planche flottant sur l'eau et à s'aider d'une pagaie pour se promener. L'équilibre étant très précaire, c'est un excellent exercice pour travailler les lombaires, les obliques (la taille) et les abdominaux en profondeur. Quant aux fessiers, ils sont aussi très sollicités, car ils doivent constamment se contracter pour stabiliser votre posture, sinon, c'est la chute !

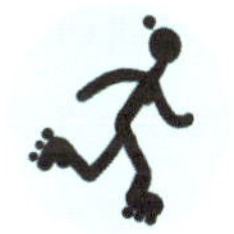

→ Le roller : qu'il soit avec des roues parallèles ou alignées, le roller est incontournable pour remonter les fessiers, éliminer la culotte de cheval et travailler ses abdos.

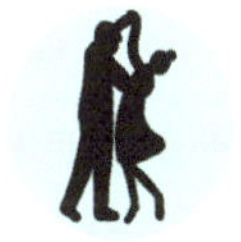

→ Les danses latines de salon : rien de tel que les déhanchés endiablés pour affiner sa taille, aplatir son ventre et le sculpter.

→ Les sports de raquettes : ils sont redoutables pour travailler les appuis, donc les fessiers, surtout les petits, moyens et pyramidaux. Ils dessinent le creux de la fesse et la remontent. À vos raquettes !

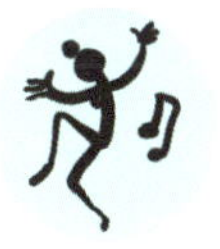

→ Les sports dansés : que ce soit de la danse classique, du jazz ou une autre discipline, vos abdos, votre taille et vos fessiers seront sculptés à souhait. Car c'est dans le mouvement permanent que les muscles sont le plus sollicités !

RÉVEILLEZ-VOUS COMME UN CHAT

COMMENCEZ PAR UN ÉCHAUFFEMENT

Prenez 5 minutes chaque matin pour vous réveiller en douceur en étirant vos jambes et le dos dans votre lit !

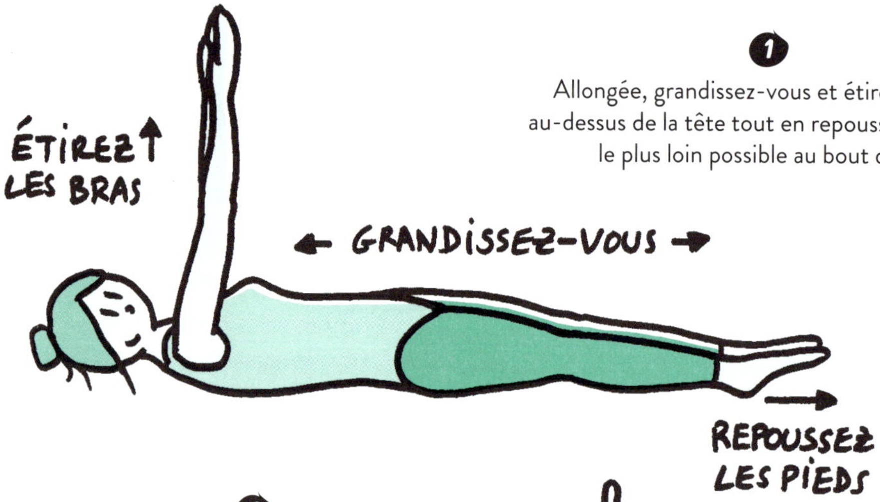

1

Allongée, grandissez-vous et étirez vos bras au-dessus de la tête tout en repoussant les pieds le plus loin possible au bout du lit !

2

Montez ensuite une jambe au plafond en soufflant et maintenez une vingtaine de secondes. Changez de jambe, puis montez les deux jambes en les attrapant avec vos mains derrière les genoux.

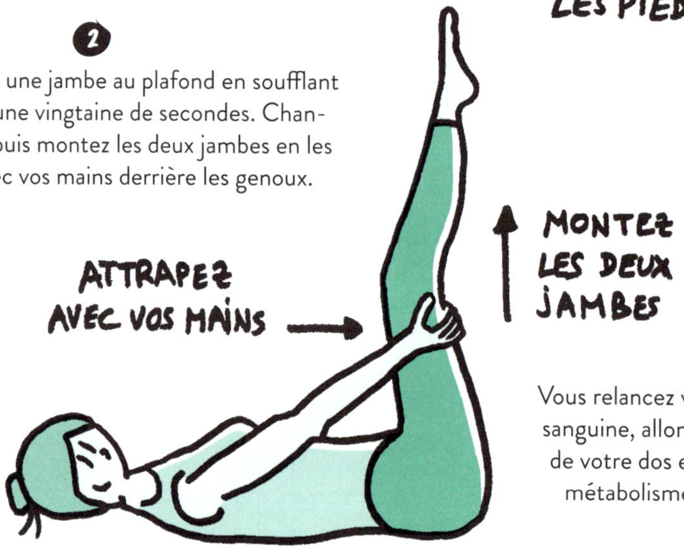

Vous relancez votre circulation sanguine, allongez les muscles de votre dos et activez votre métabolisme en douceur.

OXYGÉNEZ VOTRE CERVEAU

Un exercice pour commencer la journée sous de bons augures !

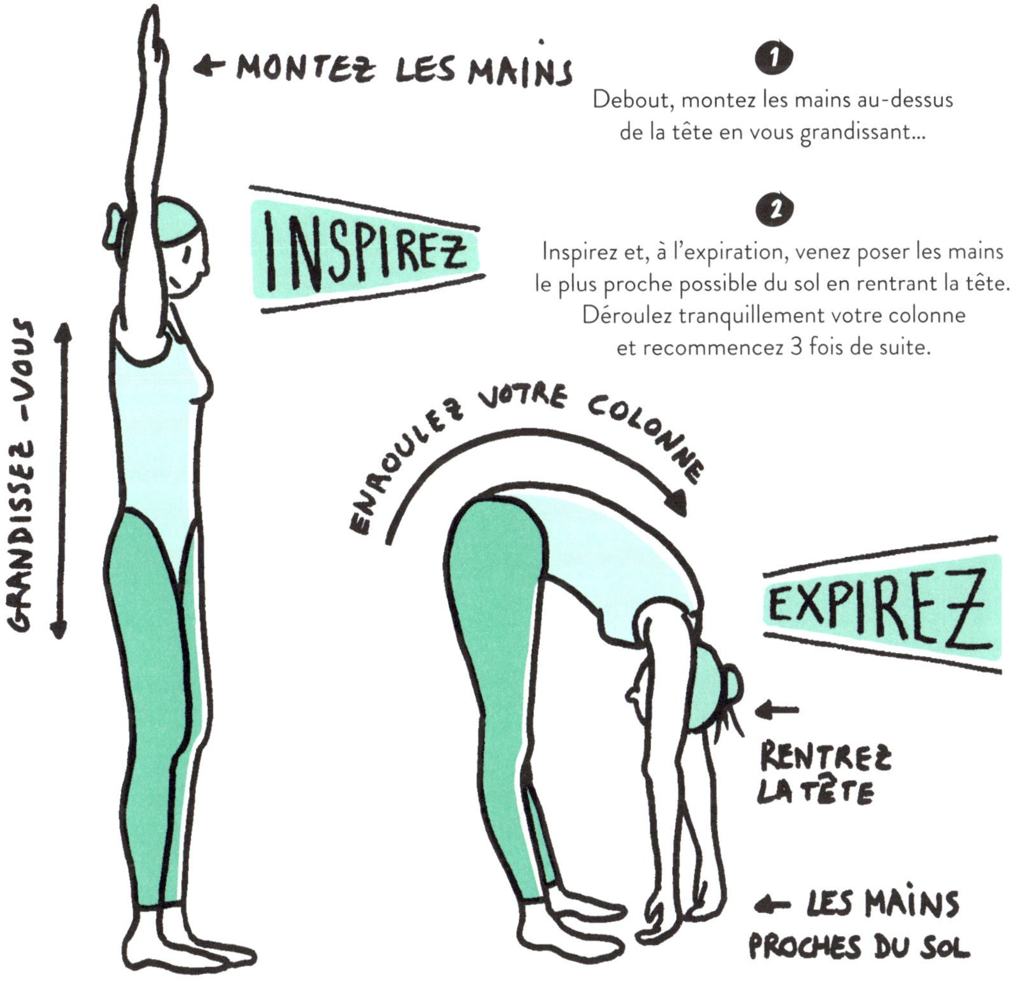

1. Debout, montez les mains au-dessus de la tête en vous grandissant...

2. Inspirez et, à l'expiration, venez poser les mains le plus proche possible du sol en rentrant la tête. Déroulez tranquillement votre colonne et recommencez 3 fois de suite.

MON PLAN D'ATTAQUE

SALUEZ LE SOLEIL

Intégrez cette routine bien-être dans votre quotidien : c'est un excellent cycle pour se préparer spirituellement et physiquement à votre journée.

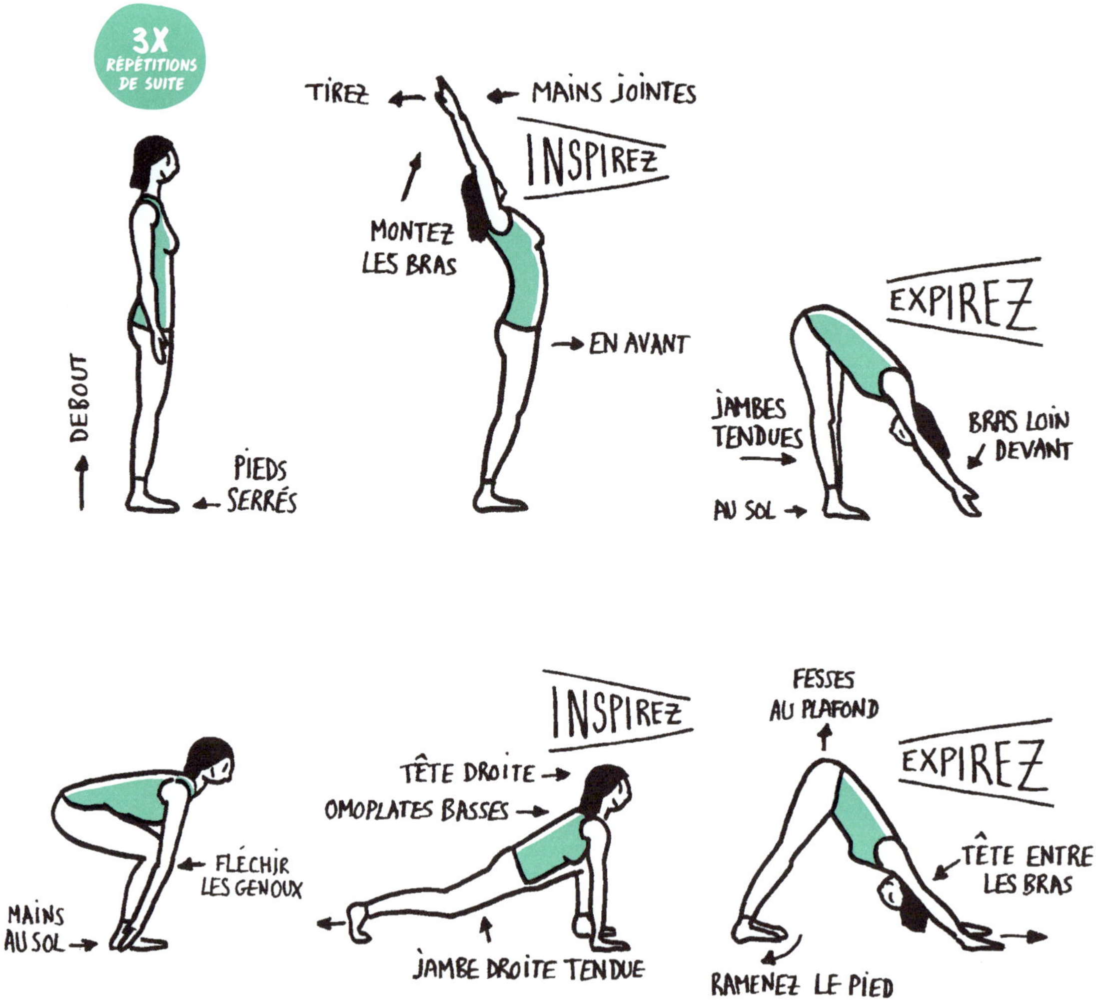

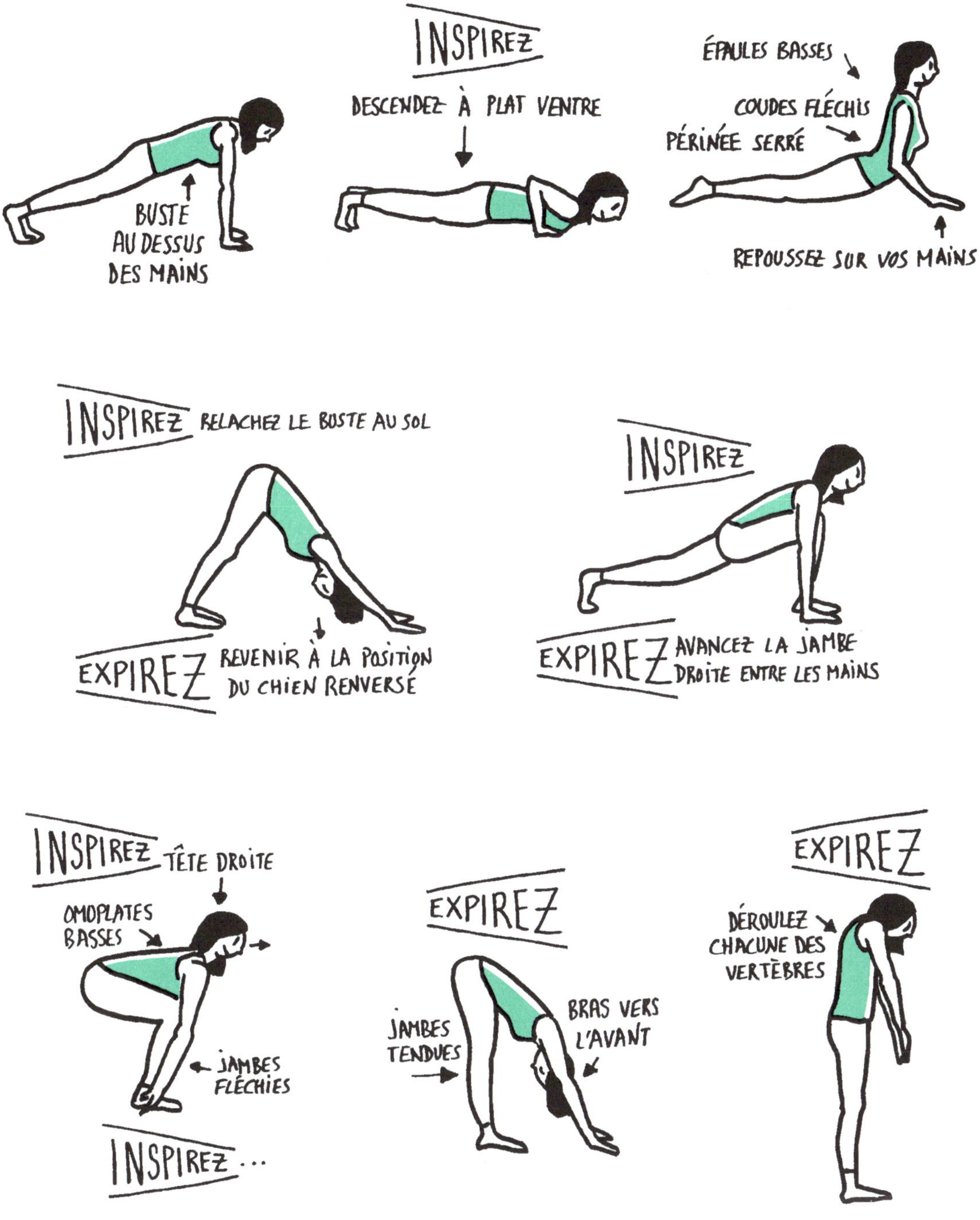
BUSTE AU DESSUS DES MAINS
INSPIREZ
DESCENDEZ À PLAT VENTRE
ÉPAULES BASSES
COUDES FLÉCHIS
PÉRINÉE SERRÉ
REPOUSSEZ SUR VOS MAINS
INSPIREZ
RELACHEZ LE BUSTE AU SOL
EXPIREZ
REVENIR À LA POSITION DU CHIEN RENVERSÉ
INSPIREZ
EXPIREZ
AVANCEZ LA JAMBE DROITE ENTRE LES MAINS
INSPIREZ
TÊTE DROITE
OMOPLATES BASSES
JAMBES FLÉCHIES
INSPIREZ...
EXPIREZ
JAMBES TENDUES
BRAS VERS L'AVANT
EXPIREZ
DÉROULEZ CHACUNE DES VERTÈBRES

LA CORDE À SAUTER, POUR CHAUFFER LE CŒUR

Rien de tel que quelques sauts de corde pour échauffer son cœur, tonifier et préparer l'ensemble de son corps à travailler !

UN MUSCLE CHAUD EST UN MUSCLE BIEN VASCULARISÉ QUI SE CONTRACTE MIEUX !

1

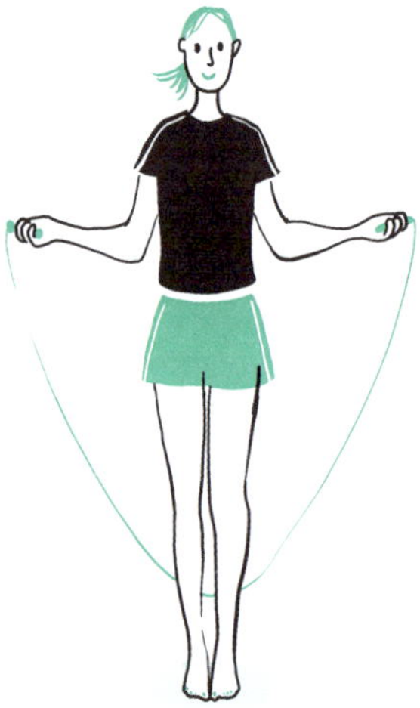

2

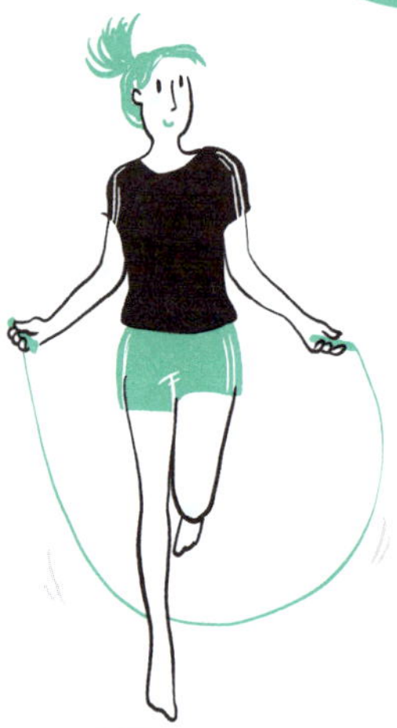

1. Départ : les genoux souples, le dos et la tête droits, votre maison légèrement verrouillée.

2. Sautez soit en alternant les pieds, soit les deux pieds ensemble. Vous devez toujours rester sur demi-pointes pour bien amortir les chocs. Les coudes sont placés de chaque côté de votre taille, ce sont vos poignets qui donnent le tempo, les jambes n'ont plus qu'à suivre !

→ Commencez par effectuer 3 séries de 20 à 30 sauts.

LES JUMPING JACKS, SI VOUS N'AIMEZ PAS LA CORDE À SAUTER !

Les sauts, sans la corde à sauter : vous n'aurez plus aucune excuse pour ne pas travailler !

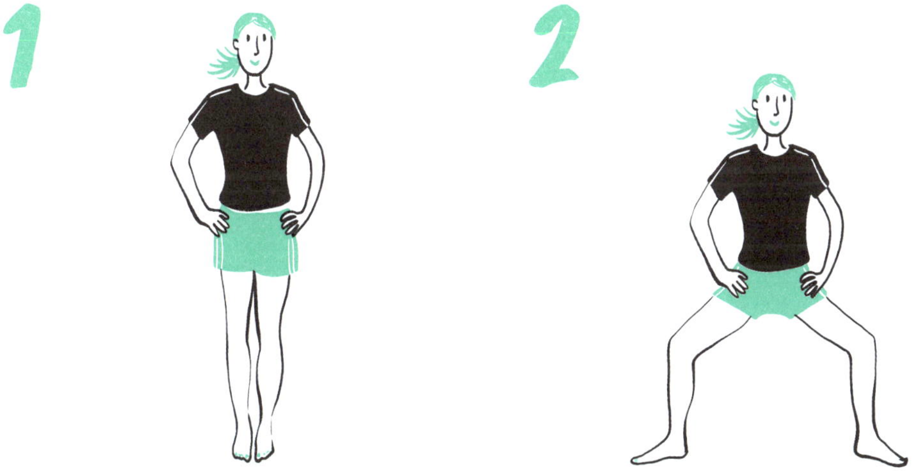

1. Départ : debout les pieds serrés, les mains sur la taille.

2. Sautez en écartant les jambes, les pointes des pieds vers l'extérieur. Puis sautez de nouveau pour revenir dans la position de départ.

Trouvez votre rythme et enchaînez les sauts en soufflant lors de l'ouverture et en inspirant lors de la fermeture des pieds. Là aussi, votre maison doit rester verrouillée.

→ 3 séries de 20 répétitions.

LES BURPEES POUR LES PLUS SPORTIVES

La version la plus tonique pour commencer votre séance !

1

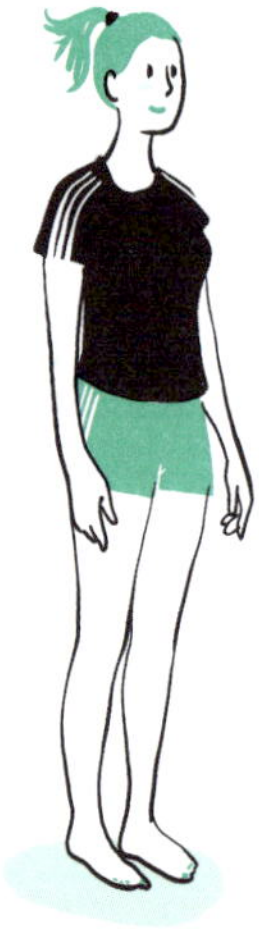

2

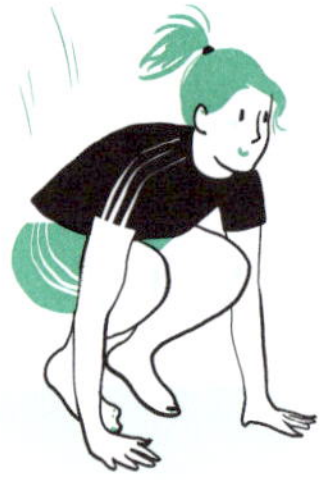

3

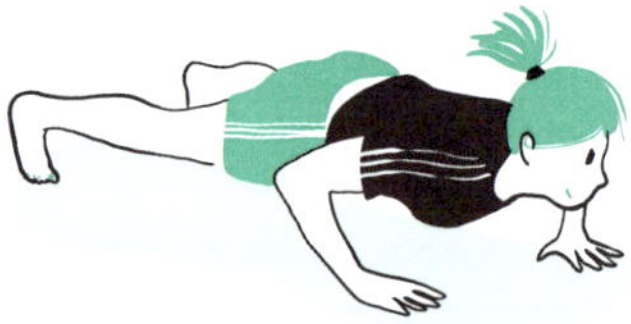

4

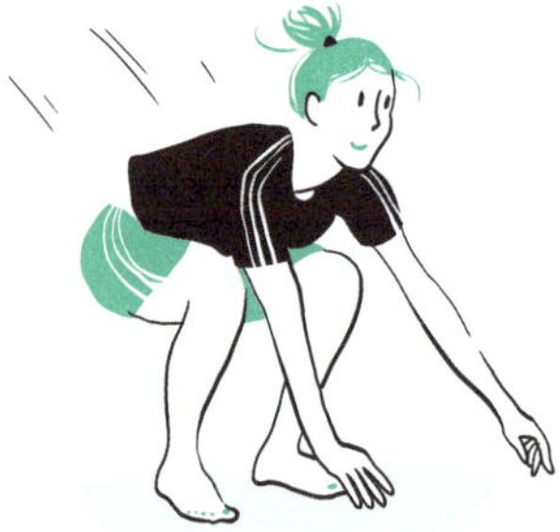

1. Départ : debout les pieds serrés.

2. Accroupissez-vous pour poser les mains à plat au sol juste devant vos pieds.

3. Puis reculez vos deux pieds en sautant et venez vous mettre le ventre au sol.

4. Redressez ensuite votre buste légèrement en serrant fort votre ventre et ramenez les pieds en sautant près de vos mains avant de revenir debout.

→ 3 séries de 8 répétitions.

UN CŒUR ENDURANT

LA BONNE FRÉQUENCE CARDIAQUE

Le cœur a une limite. Pour la connaître, faites ce calcul : 220 – votre âge = votre FCM (fréquence cardiaque maximale). C'est le chiffre à ne jamais dépasser, sinon, en théorie, c'est l'arrêt cardiaque ! Pour contrôler tout ça, investissez dans une montre cardiofréquencemètre (avec une ceinture thoracique pour calculer vos battements cardiaques) : si vous souhaitez perdre quelques kilos, vous devez rester entre 50 et 70 % de votre FCM.

Par exemple, si vous avez 30 ans, votre FCM est de 190 bpm (battements par minute) ; lors de votre entraînement, vous devez rester entre 95 bpm et 135 bpm : dans cette zone, vous brûlez et, en vous y maintenant, vous tenez beaucoup plus longtemps !

PARLER SANS ÊTRE ESSOUFFLÉE

Lors de votre séance cardio, vous devez pouvoir parler sans être essoufflée : avoir de la couleur aux joues, transpirer, mais, surtout, pouvoir parler avec votre copine de marche ou de course. Laissez-vous 8 minutes au pas de course pour caler votre cœur.

VOUS ÊTES ESSOUFFLÉE ?

Si, au-delà de 8 minutes, vous êtes essoufflée, passez en marche rapide pour au moins 30 minutes. Sinon, vous attaquerez votre stock de sucre mais pas votre stock de graisses : de quoi être épuisée, pas amincie !

NOTES :

JE VEUX UN VENTRE PLAT

EN AVANT LES ABDOS !

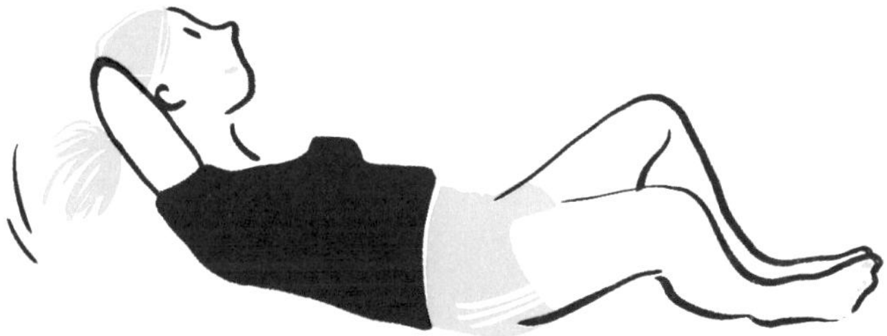

LES ESSENTIELS

→ J'ai choisi pour vous mes 25 exos préférés : à vous les tablettes de chocolat !

N'OUBLIEZ PAS DE RESPIRER !

→ Pour chaque exercice, je vous dis quand inspirer et quand expirer.

UN VENTRE GAINÉ, C'EST UN PÉRINÉE SERRÉ

→ N'oubliez pas de passer aux étages 2 et 3 lorsque vous réalisez vos exercices.

LES CERCLES HINDOUS

PASSEZ AUX EXERCICES !

Un exercice qui vous apprend à vous redresser et qui sollicite les muscles de votre ventre. À faire assise ou debout, comme vous voulez !

2X8 RÉPÉTITIONS

1

Votre maison est bien verrouillée : épaules basses, ventre rentré et périnée légèrement serré. Joignez les deux paumes de mains ensemble au niveau de la poitrine.

Inspirez en montant les mains au-dessus de la tête en gardant le plus longtemps possible les coudes collés l'un à l'autre.

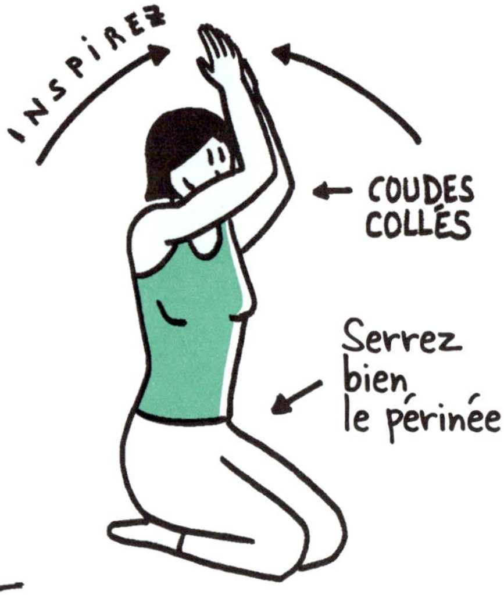

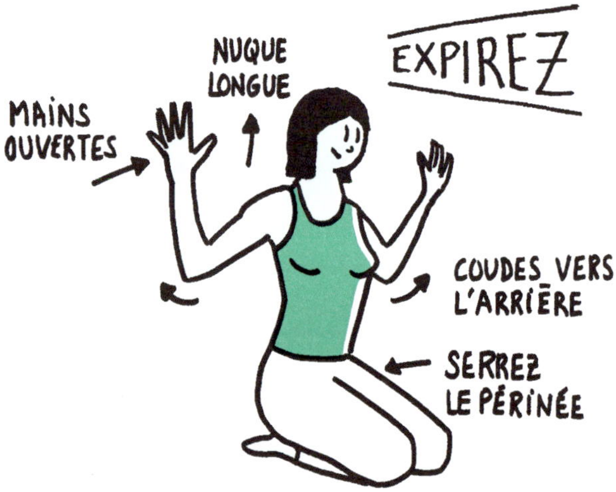

2

Arrivée en haut, tirez les coudes vers l'arrière, les mains grandes ouvertes et la nuque très longue. Expirez tranquillement dans cette position et serrez un peu plus votre périnée.

MOWGLI

Cet exercice n'est pas aussi simple qu'il y paraît. Il demande du contrôle au niveau de votre respiration, de la force dans les abdominaux ainsi qu'un bon placement.

1

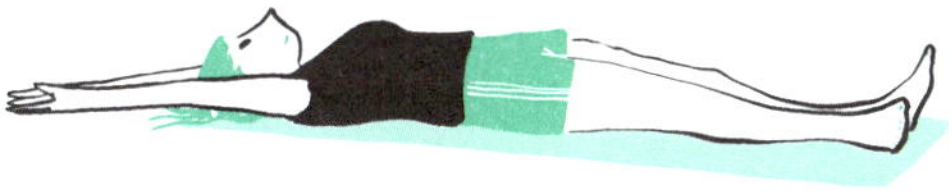

2

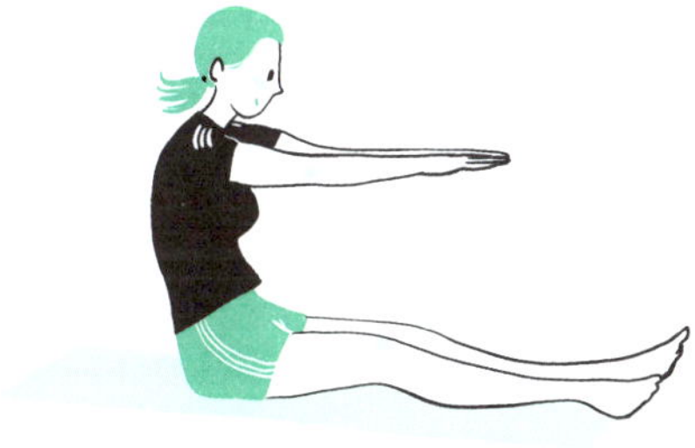

1. Départ : allongée sur le dos, les bras derrière la tête.

2. Inspirez et étirez-vous puis, lors de l'expiration qui doit être longue, redressez-vous ; remontez les mains comme si vous étiez en train de grimper à un arbre, en soufflant, le ventre et le périnée serrés. Une fois arrivée à votre maximum, redressez-vous, inspirez et faites le chemin inverse en expirant.

→ 3 séries de 6 montées.

LES ABDOS PAPILLON

Cet exercice va vous réconcilier avec les abdominaux !
Il n'y a pas plus doux et sécurisant...

2X20 RÉPÉTITIONS

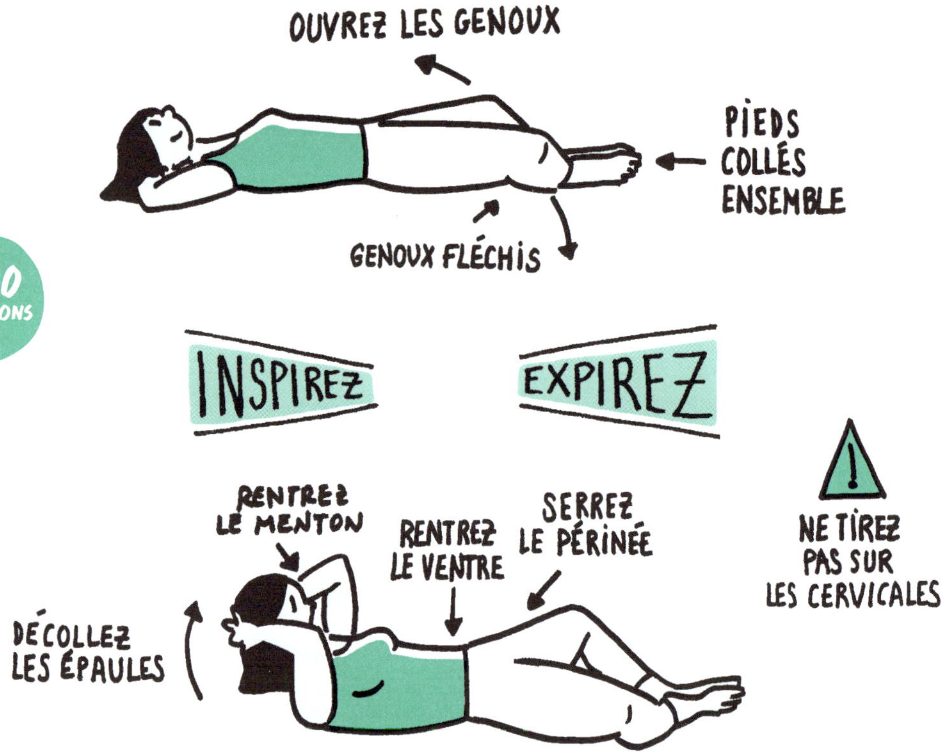

1

Allongez-vous sur le dos. Les genoux sont fléchis, les pieds à plat et les mains derrière la tête. Ouvrez les genoux vers l'extérieur en gardant les pieds collés ensemble.

2

Inspirez sans bouger, puis expirez en décollant les épaules du sol sans écraser le bas du dos dans votre tapis. Votre colonne vertébrale doit rester dans sa position naturelle. Rentrez le ventre, serrez le périnée progressivement et abaissez les omoplates.

LES BATTEMENTS AU SOL

En plus de galber et renforcer l'intérieur de vos genoux qui peut parfois s'épaissir, cet exercice fait travailler vos abdos et affine vos gambettes.

1

Allongez-vous sur le dos, un genou fléchi, l'autre jambe est tendue au sol.

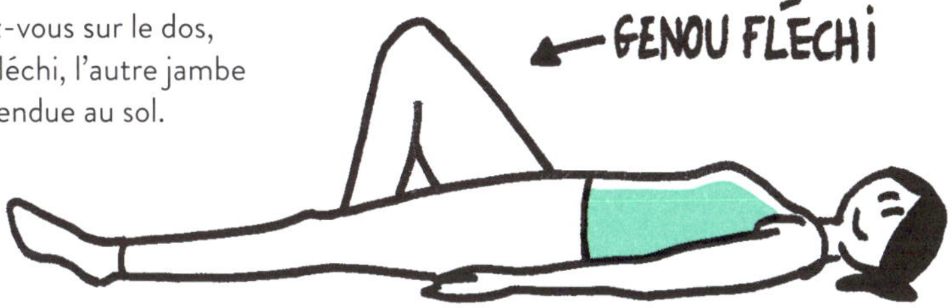

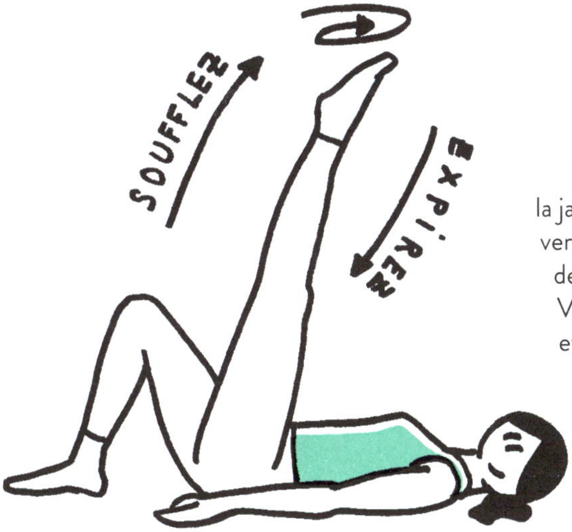

2

Effectuez un battement rapide avec la jambe tendue en la tournant légèrement vers l'extérieur. Soufflez lors de la montée de la jambe, expirez lors de la descente. Votre maison doit être bien verrouillée et votre périnée contracté au niveau 3 lors du battement.

LES HUIT

Un merveilleux exercice pour dessiner votre ventre et renforcer votre dos.

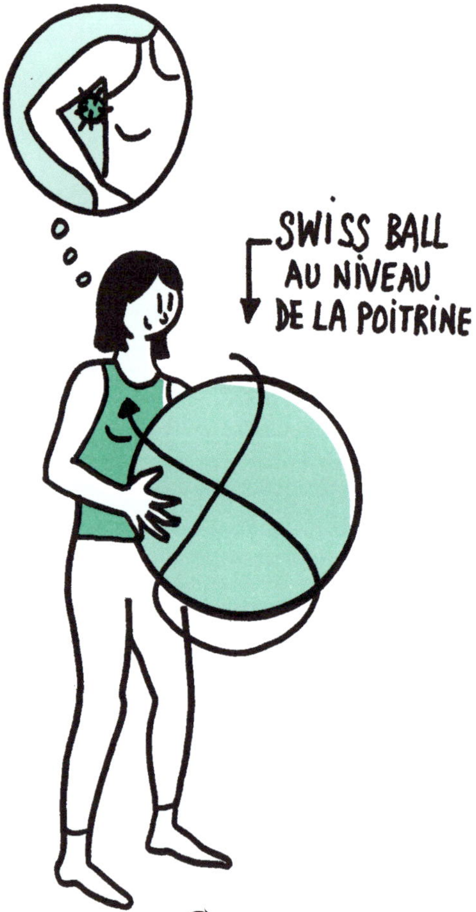
SWISS BALL
AU NIVEAU
DE LA POITRINE

1

Debout, un Swiss Ball (gros ballon)
entre les mains, placez-le au niveau de la poitrine.
Ouvrez les coudes comme si vous aviez
de petits oursins sous les bras.
Effectuez des huit dans un sens puis dans l'autre.

2

Respirez tranquillement en prenant
conscience de votre placement et
de la solidité de votre périnée.

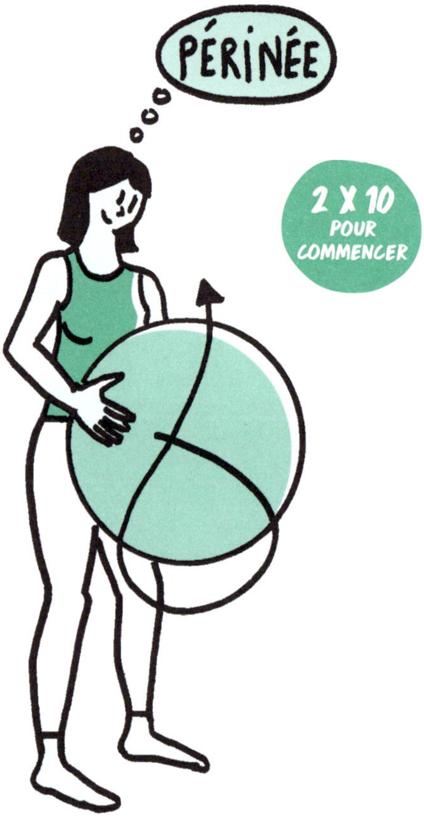
PÉRINÉE
2 X 10
POUR
COMMENCER

LE PADDING

Encore un peu d'abdos !

14 À 20 RÉPÉTITIONS DE PLUS EN PLUS DYNAMIQUES !

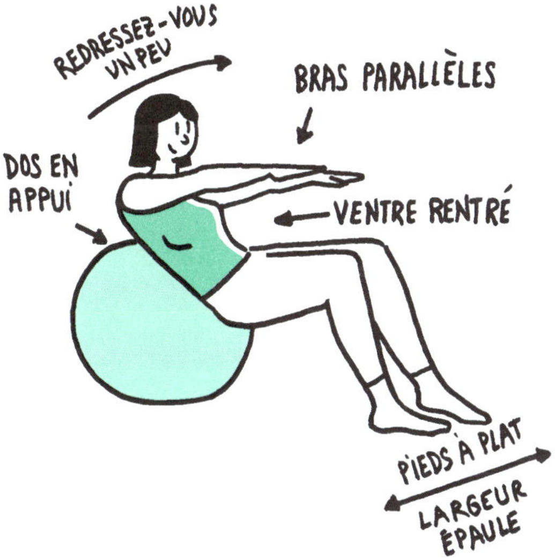

1

Le dos en appui sur un Swiss Ball, les pieds bien à plat et écartés de la largeur des épaules, placez les bras devant vous bien parallèles. Redressez légèrement le buste pour mettre vos abdominaux sous tension. Votre ventre doit être rentré, vos omoplates basses et votre périnée serré au niveau 2.

2

Inspirez puis expirez en effectuant un battement vers le bas avec votre bras droit, puis revenez les bras devant vous avant de recommencer avec le bras gauche. Votre regard suit le mouvement du bras.

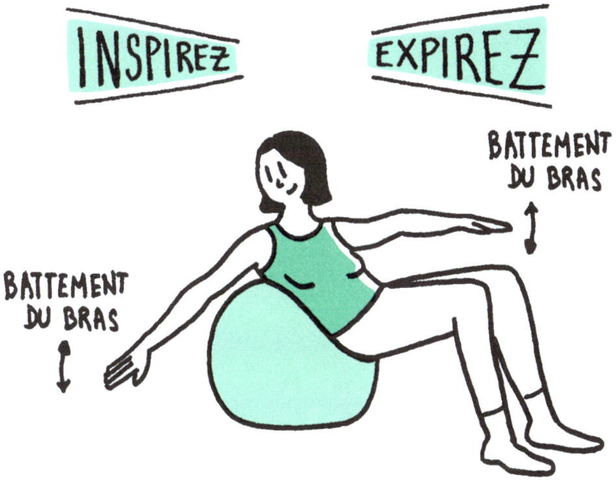

LE BATEAU

Idéal pour travailler les abdominaux profonds, cette posture de yoga est aussi excellente pour l'équilibre et votre concentration.

3X
20 À 30 SECONDES

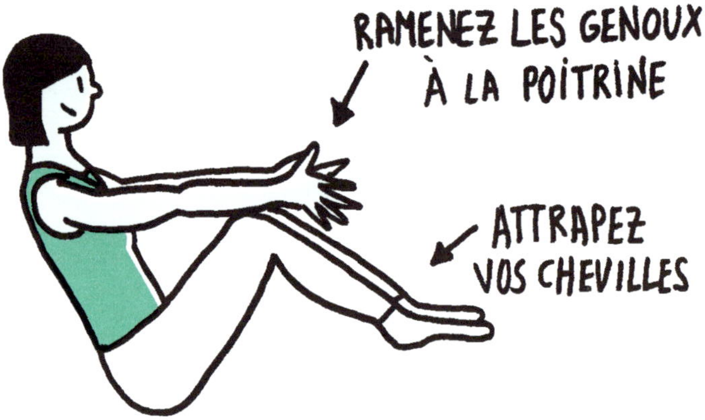

1

Assise sur votre tapis de sol, attrapez vos chevilles et ramenez les genoux à la poitrine.

2

Toujours les mains sur les chevilles, décollez les pieds du sol et essayez de les amener à hauteur des genoux et de maintenir la posture. Respirez par le nez tranquillement. Pensez à baisser vos omoplates, à rentrer le ventre et à serrer votre périnée.

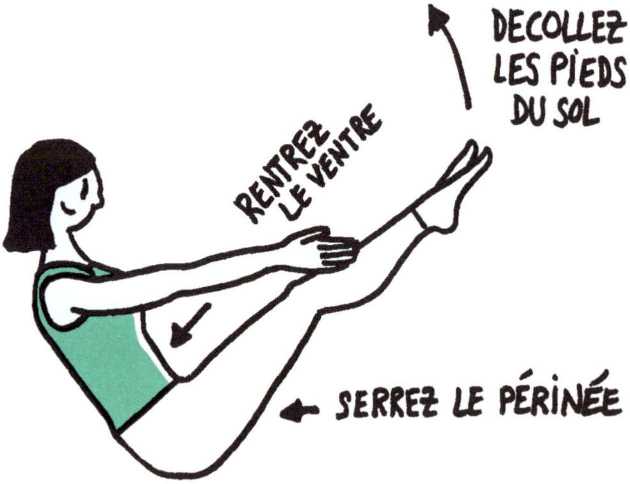

LA SIRÈNE

Un merveilleux exercice pour réduire son tour de taille, le sculpter et éliminer les poignées d'amour.

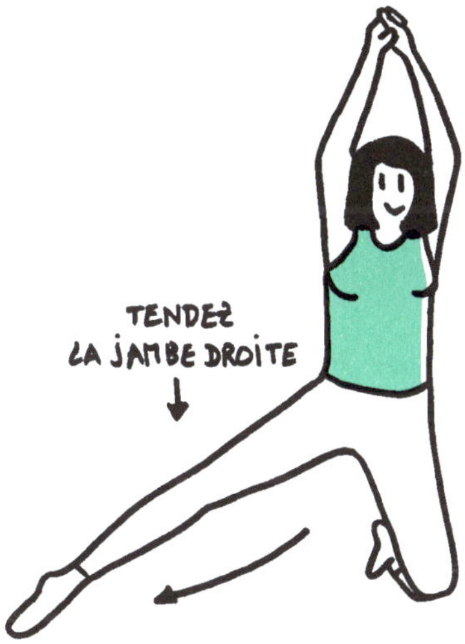

3X10 RÉPÉTITIONS DE CHAQUE CÔTÉ

1

Démarrez à genoux sur votre tapis. Montez les bras au-dessus de la tête, les mains jointes. Sortez votre jambe droite sur le côté. La jambe doit être bien tenue.

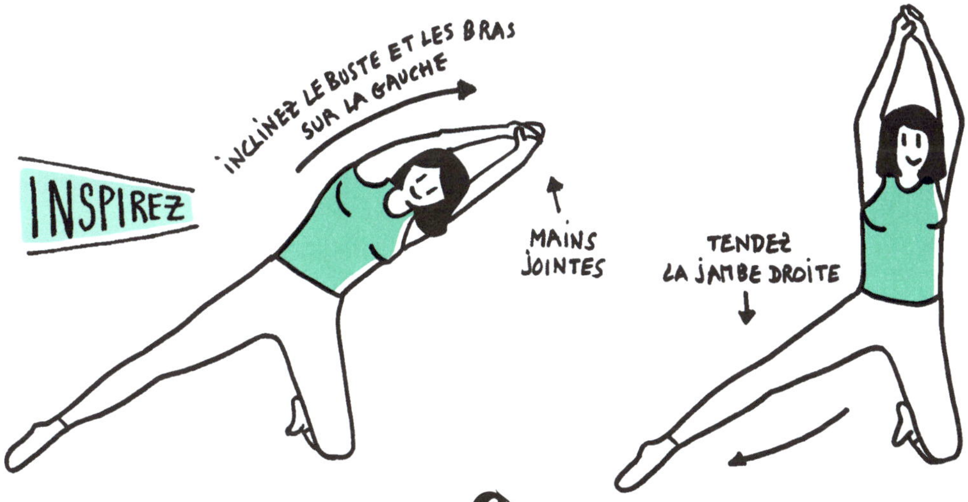

2

Inclinez votre buste et les bras sur la gauche en inspirant, puis soufflez et revenez le buste bien droit dans la position de départ. Pensez à bien vous grandir et à rentrer votre ventre.

EN AVANT LES ABDOS !

LA PLANCHE CÔTÉ

Cet exercice affine la taille, travaille les obliques et les abdominaux profonds.

3X
20 À 30 SECONDES

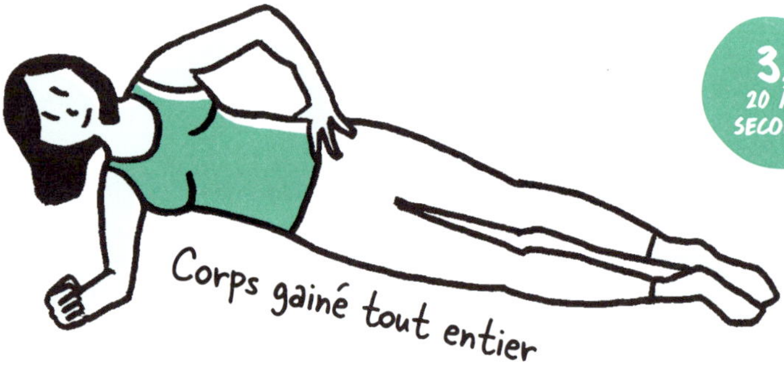

1

Installez-vous sur le flanc en appui sur votre coude.
Décollez votre buste et restez en appui sur le coude et les pieds.
Maintenez la position et respirez calmement par le nez.

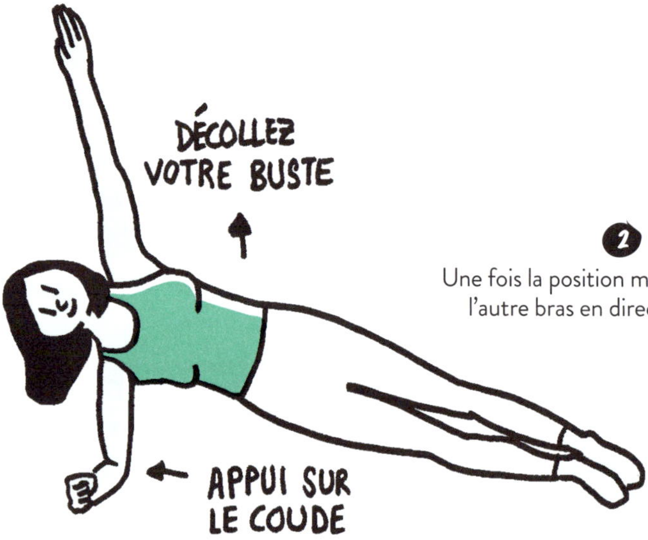

2

Une fois la position maîtrisée, montez l'autre bras en direction du ciel !

LE BATTEMENT D'AILES (OU GAINAGE CÔTÉ)

Voici un exercice redoutablement efficace pour éliminer les poignées d'amour. Tous les muscles de votre ventre travaillent, mais surtout les obliques.

1

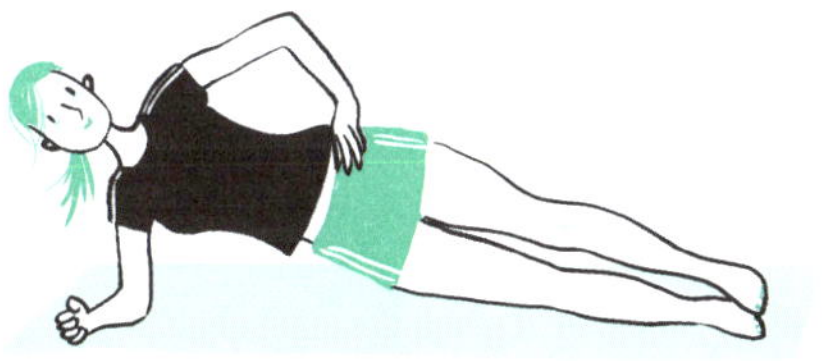

2

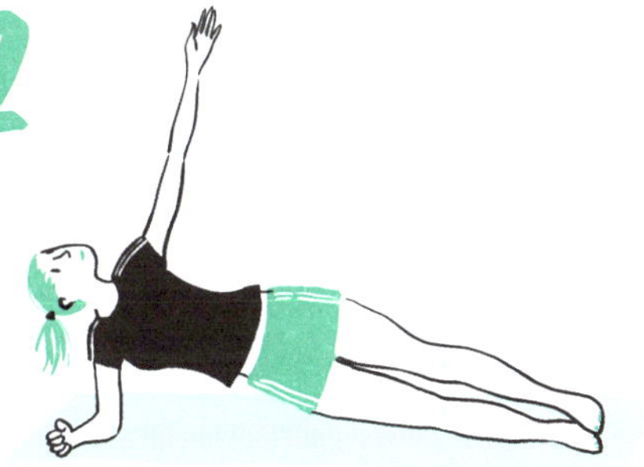

3

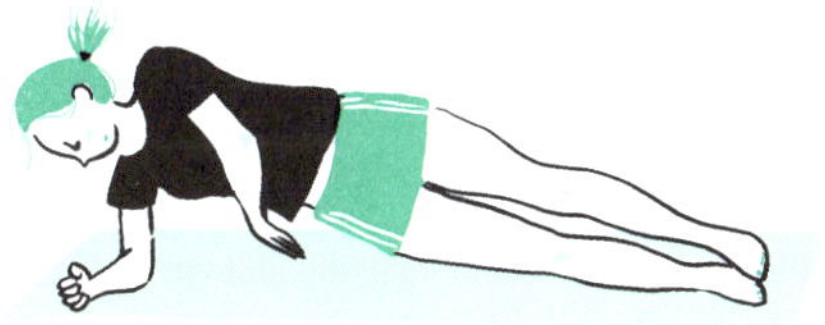

1. Départ : allongée sur le côté.
Posez votre coude et votre avant-bras droit au sol, tendez les jambes et décollez le bassin du sol grâce à la force de votre ventre. Prenez soin de verrouiller votre maison et de garder la tête dans l'axe.

2. En gardant cette position de gainage, montez votre bras gauche en direction du plafond en inspirant.

3. Puis lors de l'expiration, venez attraper vos côtes avec la main gauche. Répétez le mouvement 8 à 10 fois, en fonction de votre stabilité.
Recommencez l'exercice de l'autre côté.

→ 3 séries de 8 à 10 répétitions.

LE CHIEN RENVERSÉ À 3 PATTES

Encore un exercice qui vient du yoga et qui est extraordinaire pour sculpter tout le corps et en particulier les fesses et la ceinture abdominale !

3X8
RÉPÉTITIONS DE CHAQUE CÔTÉ

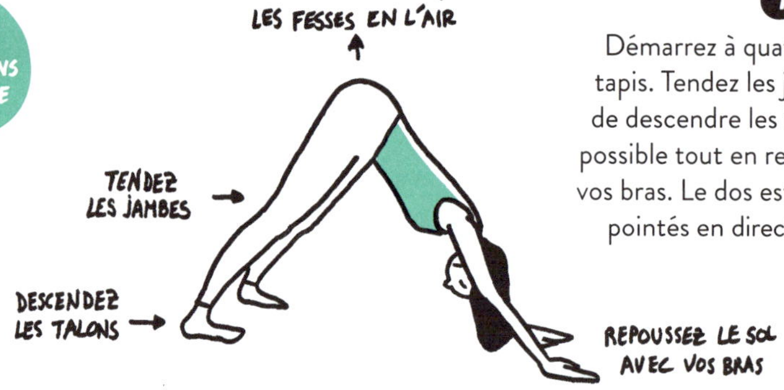
LES FESSES EN L'AIR
TENDEZ LES JAMBES
DESCENDEZ LES TALONS
REPOUSSEZ LE SOL AVEC VOS BRAS

1

Démarrez à quatre pattes sur le tapis. Tendez les jambes et tentez de descendre les talons le plus bas possible tout en repoussant le sol de vos bras. Le dos est droit, les fessiers pointés en direction du plafond.

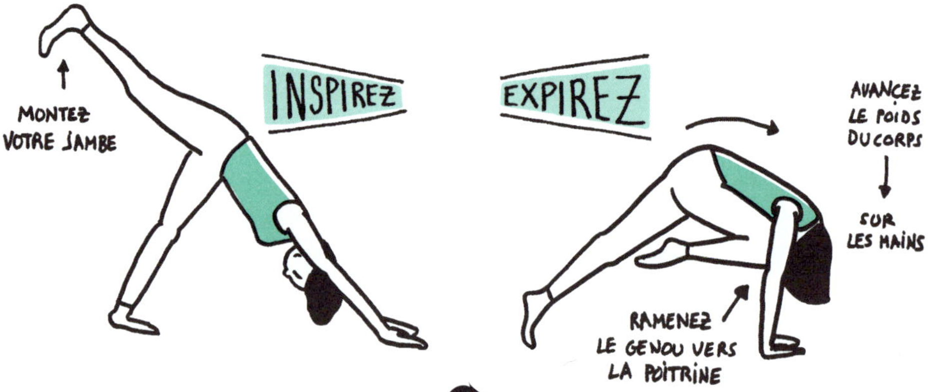
MONTEZ VOTRE JAMBE
INSPIREZ
EXPIREZ
AVANCEZ LE POIDS DU CORPS
SUR LES MAINS
RAMENEZ LE GENOU VERS LA POITRINE

2

Inspirez et montez votre jambe droite vers le plafond, expirez et avancez le poids du corps sur les mains pour venir en planche et ramener votre genou à la poitrine.
Inspirez de nouveau en repoussant dans les mains et en montant la jambe droite au plafond.
Reposez ensuite le pied droit et faites la même chose avec la jambe gauche.

LA GRENOUILLE (OU GAINAGE SUR LE DOS)

Que de belles sensations avec cet exercice sur le dos ! Il est excellent pour ressentir le travail de votre périnée et de votre grand droit. C'est un exercice de précision où la quantité n'a pas d'importance, en revanche la qualité, oui !

1

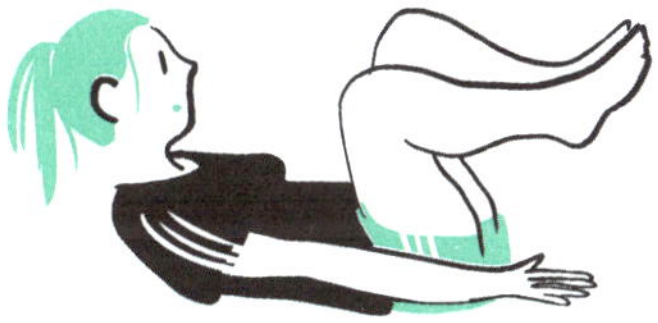

2

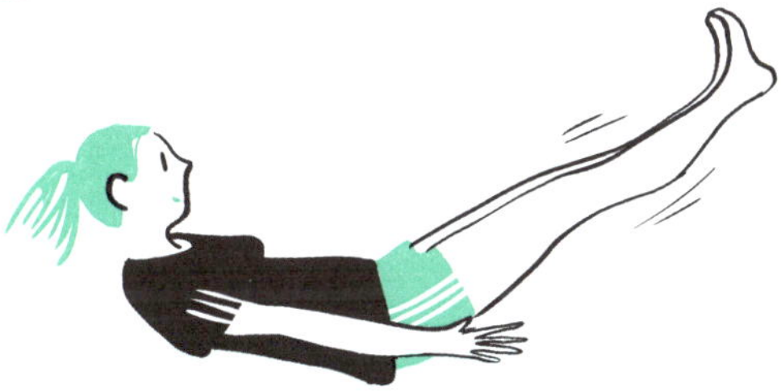

1. Départ : allongée sur le dos, la tête au sol, les genoux contre la poitrine.
Placez les paumes de vos mains sur vos genoux et montez un peu les talons. Repoussez sur vos mains pour tendre les bras et ajustez vos genoux. Votre os du bassin doit être bien posé au sol, pas vos lombaires. Vous devez d'ores et déjà sentir la tension dans vos abdominaux.
Maintenez cette position, ouvrez les genoux et pointez les pointes des pieds pour que vos gros orteils soient en contact.

2. Inspirez et allongez un peu les jambes. Expirez et revenez dans la position initiale.

→ 3 séries de 15 à 20 répétitions.

LES CISEAUX DE DANSEUSE

C'est la version moderne des ciseaux que les profs d'EPS nous faisaient faire en cours de gym ! Le dos bien protégé, vous allez redécouvrir un exercice efficace pour les abdominaux profonds. Verrouiller sa maison est la clé pour travailler en profondeur les abdominaux.

1

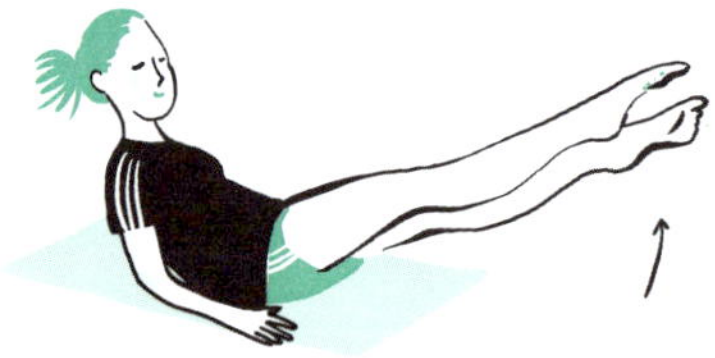

2

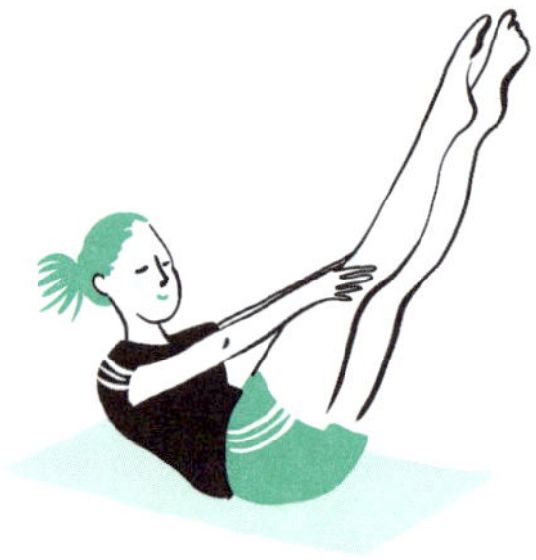

3

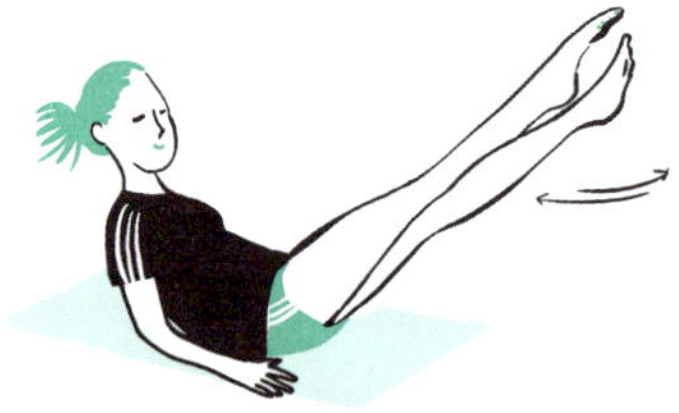

1. Départ : allongée sur le dos, les bras à plat sur le côté, genoux contre la poitrine, la tête posée au sol. Levez le haut du dos en prenant appui sur vos avant-bras et tendez vos jambes vers le plafond en tournant légèrement les cuisses et les pieds vers l'extérieur.

2. Très subtilement, allez placer les paumes de vos mains sur vos rotules afin de déterminer la bonne inclinaison des jambes par rapport au sol. Pour cela, vos bras doivent être tendus. Votre os du bassin est bien appuyé au sol mais pas le bas de votre dos, qui ne doit pas être creux pour autant. Vous allez vite vous rendre compte qu'en bougeant à peine vos jambes, vos abdominaux sont sous tension.

3. À ce moment précis, reposez les mains de chaque côté de votre corps et effectuez de petits ciseaux en croisant les pieds et en soufflant doucement.

→ 3 séries de 15 répétitions.

LES CISEAUX VERTICAUX LES BRAS EN L'AIR

Cet exercice travaille les abdominaux profonds ainsi que votre résistance.
Il demande beaucoup de contrôle pour être très efficace !

3X10 RÉPÉTITIONS

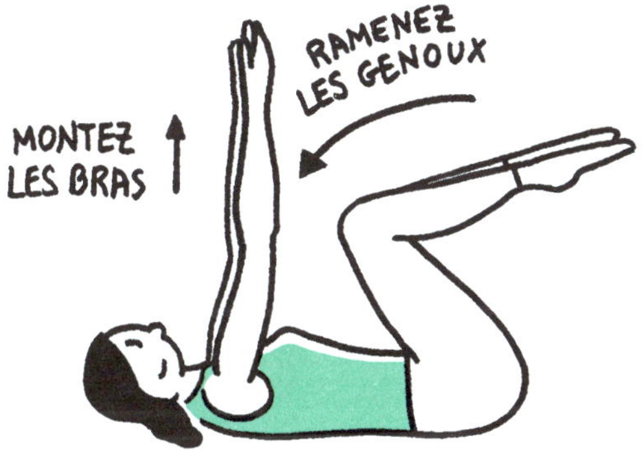

1

Allongez-vous sur le tapis. Montez vos bras devant vous et maintenez-les à la verticale. Ramenez vos genoux à la poitrine, puis tendez les jambes en direction du plafond. Tournez vos cuisses vers l'extérieur et empêchez votre bas du dos de venir se plaquer au sol. Votre colonne vertébrale doit rester dans sa position naturelle.

2

Effectuez de petits ciseaux tout en soufflant, puis relâchez les pieds au sol et récupérez.
Votre ventre doit être bien rentré, votre périnée serré et vos jambes bien tendues.

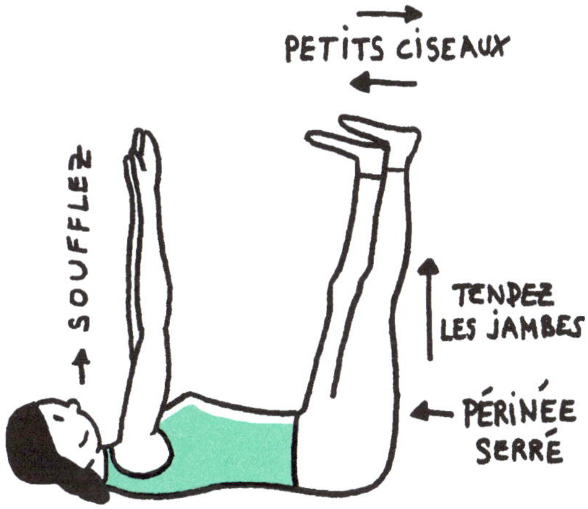

LA CENTAINE

Cet exercice vient du Pilates. Il travaille le ventre en profondeur tout en sécurisant votre dos. C'est ce que l'on appelle des abdominaux par hypopression.

1

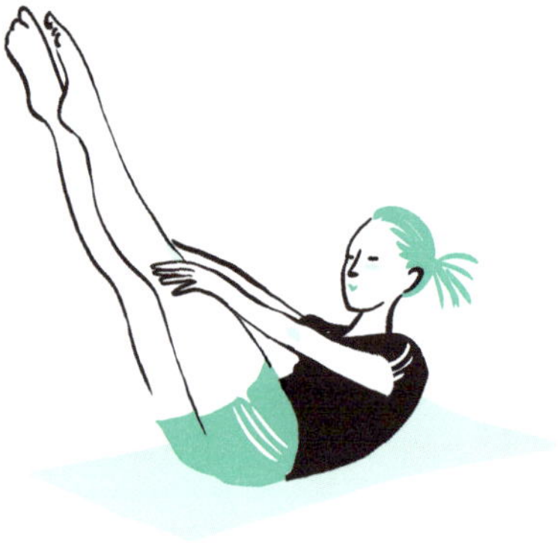

2

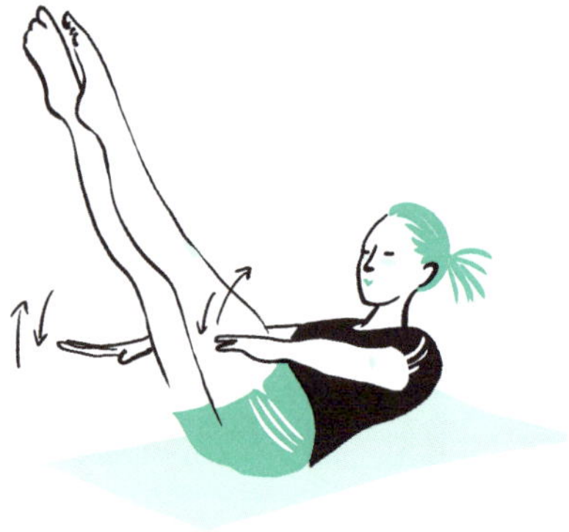

1. Départ : allongée sur le dos, la tête sur le sol, les bras le long du corps, les genoux fléchis et les pieds au sol.
Décollez les pieds du sol et tendez les jambes en direction du plafond. Tournez les cuisses vers l'extérieur, posez les mains sur vos rotules et décollez les épaules du sol. Rentrez votre nombril, serrez votre périnée.

2. Effectuez des battements rapides avec vos bras tendus pour mettre en tension vos abdominaux. Inspirez par le nez, puis expirez aussi par le nez.

→ 3 séries de 20 répétitions.

LES CERCLES DE JAMBE

Encore un exercice d'hypopression ! C'est grâce à ces exercices très précis que vous aurez un ventre plat et un dos renforcé.

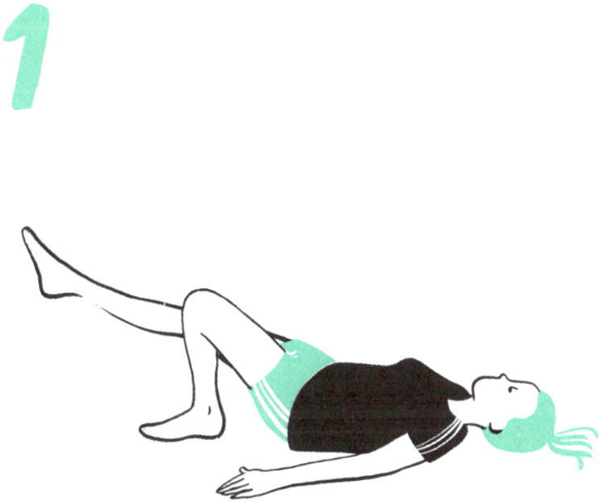

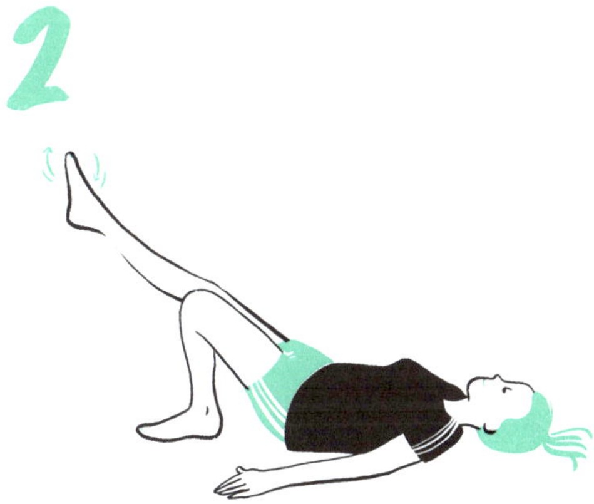

1. Départ : allongée sur le dos, la tête sur le sol, les bras le long du corps, la jambe gauche fléchie au sol, la jambe droite tendue et alignée à la cuisse gauche, c'est-à-dire pas tout à fait à la verticale, mais légèrement en diagonale.
Tournez votre cuisse droite et votre pied sur l'extérieur, telle une danseuse, tout en gardant votre bassin bien dans l'axe.

2. Effectuez de petits cercles dans le sens des aiguilles d'une montre, en soufflant lors de la fermeture des cercles et en inspirant en les démarrant. Votre jambe doit être hypertendue pour que vous sentiez le travail dans vos abdominaux. Gardez la nuque longue et détendez le haut de votre corps.

→ 3 séries de 10 répétitions.

LE GRIMPEUR CROISÉ

Un exercice physique qui demande de bons appuis et une maison bien verrouillée. Il renforce les abdos et affine la taille en sollicitant les obliques. Dans la foulée, vous sculptez aussi vos bras, c'est toujours cela de pris !

1

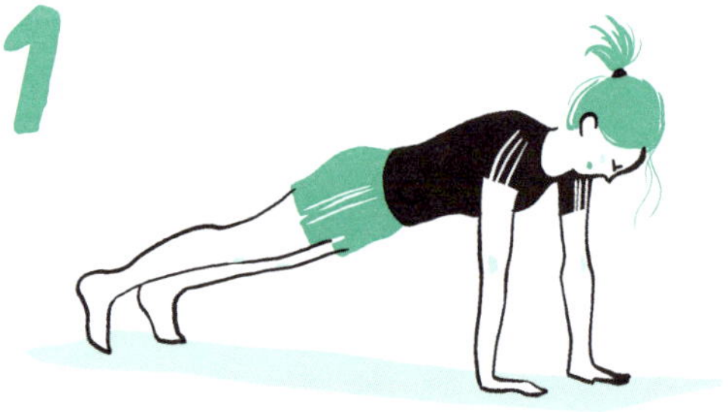

2

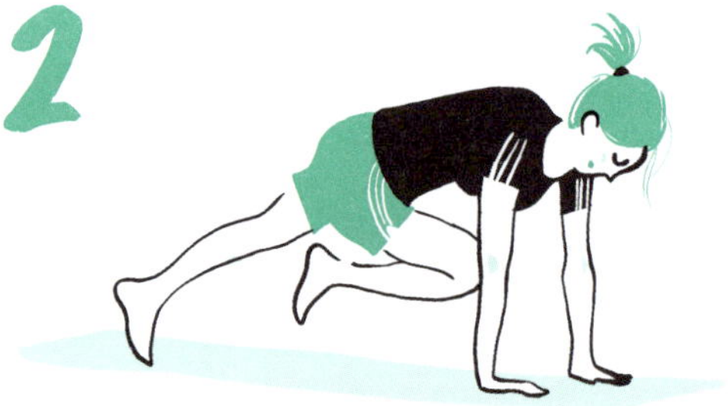

3

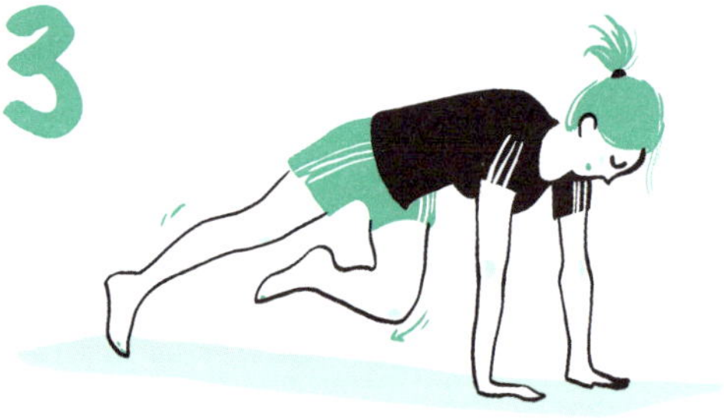

1. Départ : sur votre tapis à quatre pattes. Tendez les jambes pour venir en position de gainage. Le corps est parallèle au sol, les omoplates basses, le ventre rentré, le périnée serré et la tête dans l'axe, le regard en direction de vos mains.

2. Inspirez sans bouger puis soufflez en ramenant le genou droit vers le coude gauche. Inspirez de nouveau puis revenez dans la position initiale.

3. Soufflez et cette fois-ci amenez votre genou gauche vers le coude droit. Alternez ainsi les montés de genou en soufflant et en serrant le périnée au niveau 3 pour bien faire travailler le muscle transverse.

→ 3 séries de 20 répétitions.

LA PROMENADE

Un de mes exercices préférés pour travailler l'ensemble de la sangle abdominale.

1

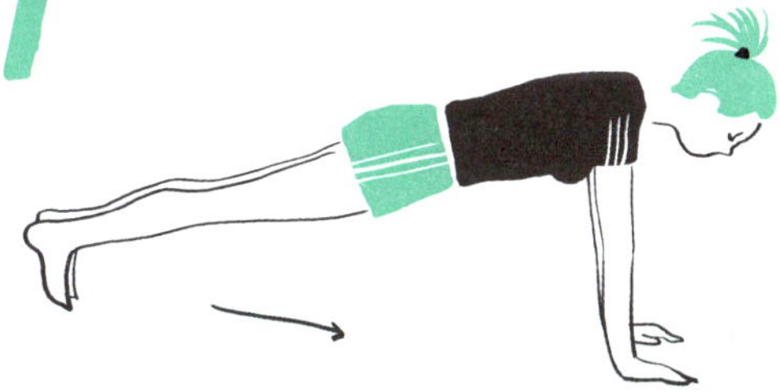

2

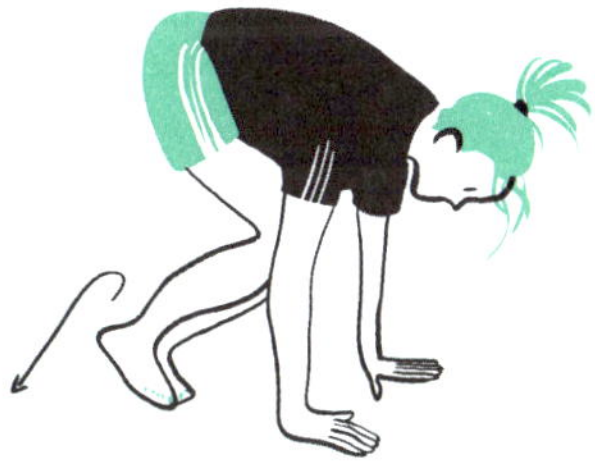

3

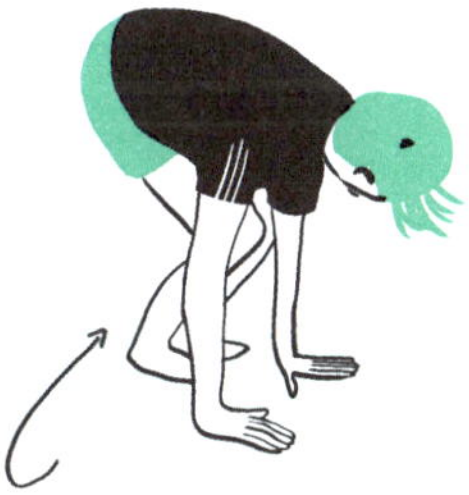

1. Départ : à quatre pattes sur votre tapis. Tendez les jambes pour venir en position de gainage.

2. Tout en gardant les épaules bien au-dessus des mains, venez vous promener en soufflant sur la droite pour ramener les pieds en passant sur le côté vers la main droite et presque vous accroupir. Inspirez et faites le chemin inverse pour revenir dans la position initiale.

3. Recommencez cette fois-ci en vous promenant sur la gauche. Prenez votre temps et fléchissez bien les jambes pour vous promener.

→ 3 séries de 8 répétitions à chaque fois.

LA MAJORETTE

Cet exercice affine la taille, travaille votre équilibre et favorise la digestion.

1

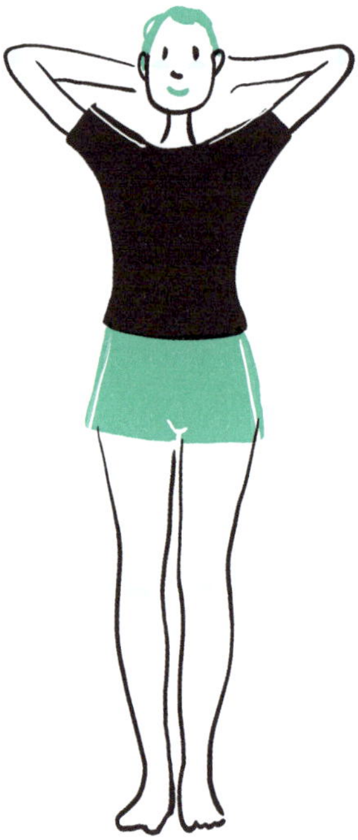

2

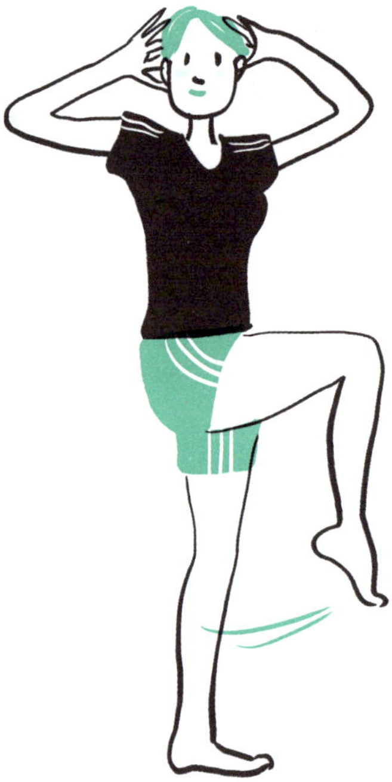

1. Départ : debout, les pieds serrés, les mains derrière la tête.
Inspirez sans bouger.

2. Expirez et montez le genou droit devant vous tout en pivotant le buste vers la droite. Pour vous souvenir de quel côté tourner, venez coller le nombril contre l'intérieur de la cuisse. Inspirez et revenez dans la position initiale avant de recommencer de l'autre coté.

→ 3 séries de 20 répétitions.

UNE TAILLE DE GUÊPE

Les muscles obliques sont sollicités, ainsi que ceux du dos : une taille fine assurée !

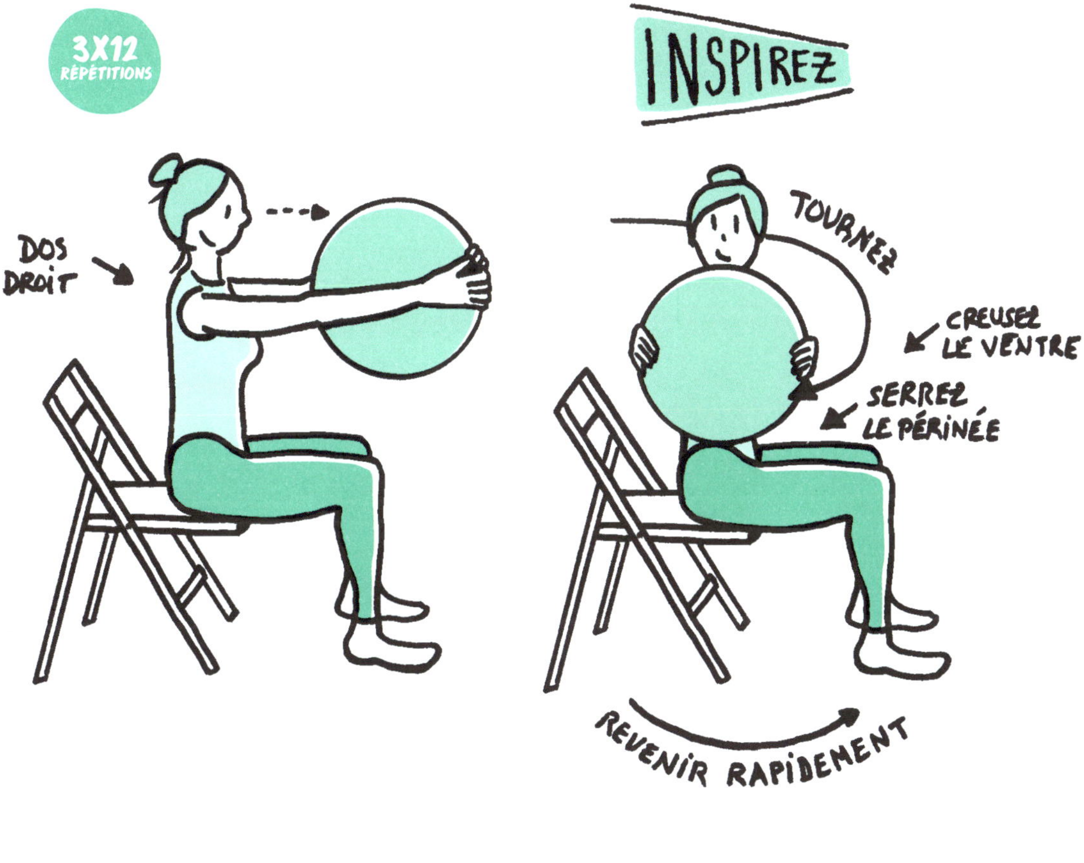
3X12
RÉPÉTITIONS
INSPIREZ
DOS
DROIT
TOURNEZ
CREUSEZ
LE VENTRE
SERREZ
LE PÉRINÉE
REVENIR RAPIDEMENT

1

Assise sur une chaise, le dos droit et un Swiss Ball entre les mains devant vous

2

Inspirez lors de la rotation du buste vers la droite et revenez rapidement en soufflant et en creusant le ventre, sans oublier de serrer le périnée. Continuez en alternant une fois à droite, une fois à gauche.

LA DEMI-LUNE, POUR S'ÉTIRER

ON SE PRÉPARE POUR LES ÉTIREMENTS

La demi-lune soulage vos organes et permet l'assouplissement de vos vertèbres. Elle étire aussi les muscles de la taille, les abdominaux et le dos. Comme pour toutes les postures inspirées du yoga, respirez exclusivement par le nez. Regardez toujours un point fixe devant vous et appuyez bien dans vos talons.

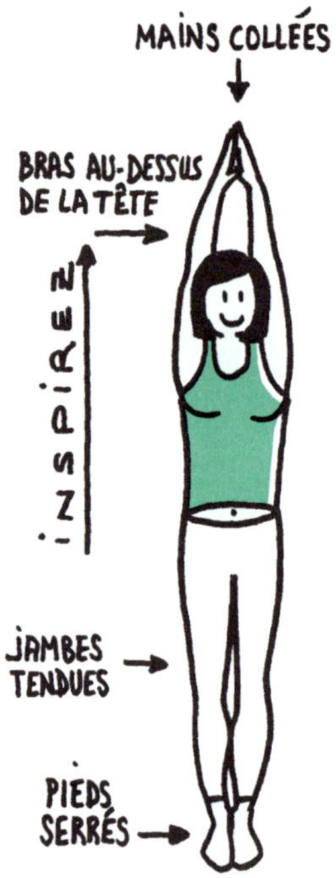
MAINS COLLÉES
BRAS AU-DESSUS DE LA TÊTE
INSPIREZ
JAMBES TENDUES
PIEDS SERRÉS

1

Debout, les pieds serrés, jambes tendues, montez les bras au-dessus de la tête en collant les paumes de mains ensemble. Grandissez-vous au maximum en inspirant.

2

À l'expiration, inclinez le buste sur la droite en tirant les mains le plus haut possible. Poussez votre hanche gauche vers l'avant et à l'extérieur. Maintenez la posture le temps de 5 respirations. Puis revenez au centre et faites de même côté gauche.

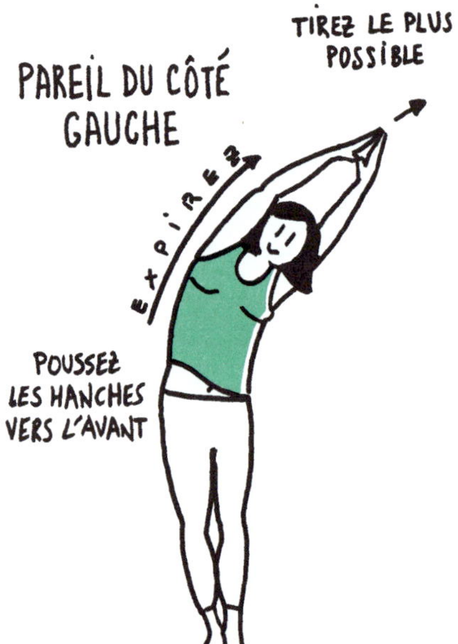
TIREZ LE PLUS POSSIBLE
PAREIL DU CÔTÉ GAUCHE
EXPIREZ
POUSSEZ LES HANCHES VERS L'AVANT

LE CYGNE POUR S'ÉTIRER

Un exercice pour étirer les muscles de la taille, les abdominaux, le dos, les fessiers et l'aine. Cette posture soulage et mobilise votre bassin. Elle est nécessaire pour éliminer les tensions et détendre les intestins.

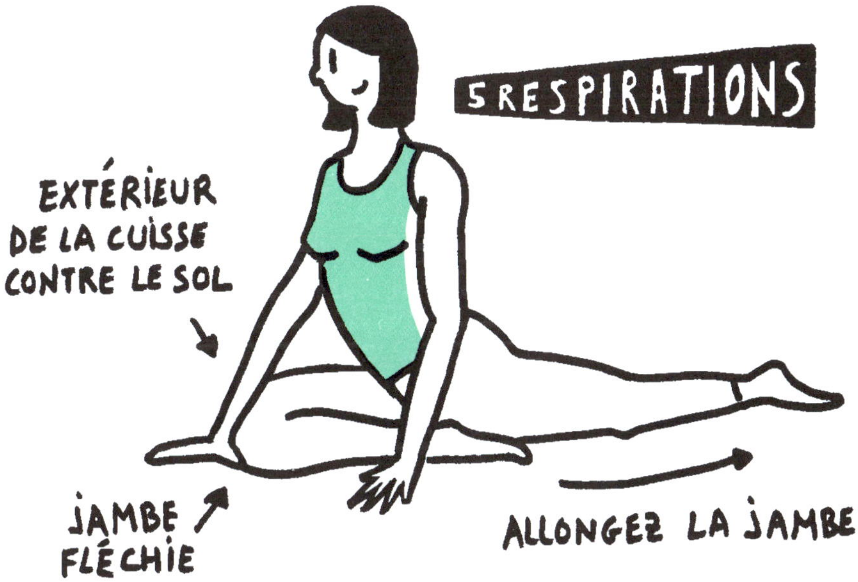

1

Asseyez-vous au sol, la jambe droite fléchie devant avec l'extérieur de la cuisse contre le sol. Allongez la jambe gauche derrière vous, rotule contre le sol et orteils détendus.

2

Redressez-vous, la nuque bien longue et maintenez la position le temps de 5 respirations nasales, puis changez de jambe !

LA DANSE DE L'ESTOMAC

Elle est parfaite pour masser vos intestins et détendre le 4e chakra, celui du diaphragme.
Debout, penchez-vous en avant, les bras tendus avec les mains sur les cuisses. Inspirez calmement par le ventre, puis à l'expiration, effectuez des mouvements de « pompage » avec votre ventre. Inspirez en 4 temps, expirez en 8 pressions du ventre… Répétez 5 fois tranquillement. Vous vous sentirez plus légère !

LA POSTURE DE L'ENFANT

Cette posture relâche les muscles du bas du dos les plus tendus et détend tout court ! À genoux au sol, collez vos gros orteils l'un contre l'autre, puis asseyez-vous sur vos talons. Ouvrez les genoux et fermez votre buste sur vos cuisses en allongeant les bras loin devant. Votre front doit être en contact avec le sol… Restez aussi longtemps que nécessaire.
Profitez du calme pour vous ressourcer quelques minutes…

DÉTENTE EXPRESS !

LA DÉTENTE DES CERVICALES

Vous pouvez faire cet exercice n'importe où, au bureau, dans le métro… ou après avoir bien travaillé vos abdos.
Le dos bien droit, inclinez légèrement votre tête vers l'avant et placez vos mains derrière la tête sans la pousser vers le bas. Rentrez progressivement votre menton en direction de la poitrine puis enroulez la colonne vertébrale jusqu'en bas. Maintenez quelques secondes la position puis remontez lentement le buste, la tête droite. L'idéal est de reprendre cette détente 4 ou 5 fois.

L'APPEL MAGIQUE

Faites-vous du bien en appelant une personne qui vous est chère, même le temps de quelques minutes. Vous serez apaisée et pleine d'entrain pour le reste de votre journée.

DÉTENTE EXPRESS !

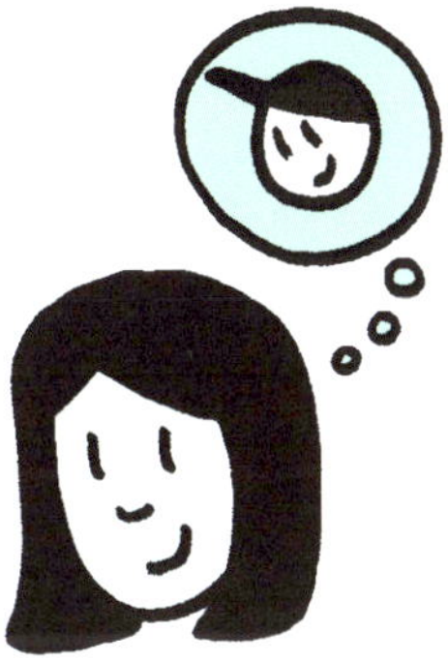

LA PENSÉE DE GRATITUDE

Avant d'aller vous coucher, demandez-vous ce que vous avez vécu de bon grâce à quelqu'un. Par exemple : une personne qui vous a tenu la porte à la boulangerie, un passant qui vous a souri ou dit bonjour sans vous connaître, un morceau de musique que vous avez écouté en allant travailler. Votre mental sera apaisé, votre visage détendu... et votre sommeil beaucoup plus serein et réparateur.

LA RESPIRATION DE LA LUNE.

Asseyez-vous sur une chaise ou en tailleur au sol, le dos droit et les yeux clos. Avec le pouce de votre main droite, bouchez votre narine droite. Faites une grande inspiration par votre narine gauche puis bouchez-la, avec votre index. Restez ainsi le plus longtemps possible. Puis débouchez la narine gauche et expirez. Recommencez plusieurs fois de suite en commençant par inspirer par la narine gauche. Plus longtemps vous maintiendrez cette respiration, plus vous rétablirez l'équilibre et le calme dans votre tête et votre corps. Parfaite pour le soir.

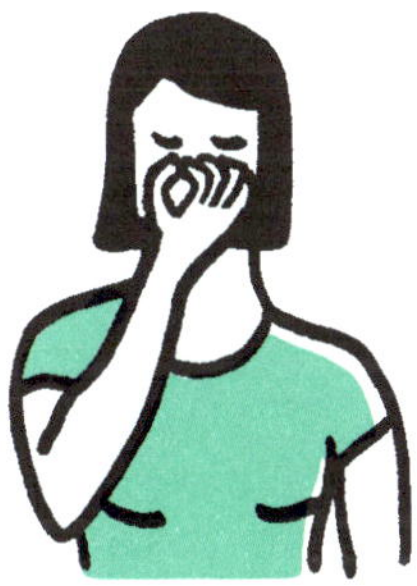

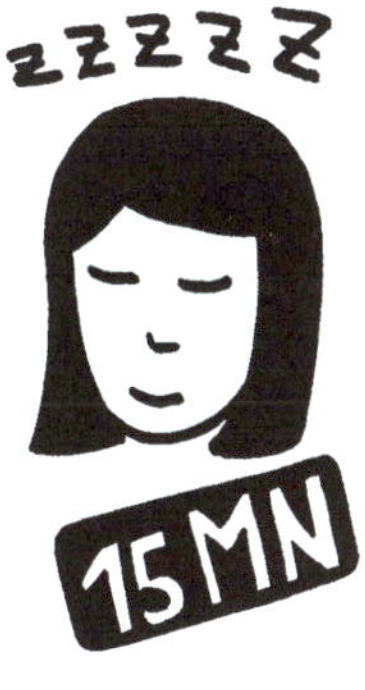

LA MICRO-SIESTE

Installez-vous tranquillement dans un fauteuil ou dans votre lit. Fermez les yeux durant 15 minutes et lâchez prise durant ce quart d'heure... À votre réveil, votre cerveau pourra reprendre de plus belle.

JE VEUX DES FESSIERS EN BÉTON
JE DÉFIE LA PESANTEUR !

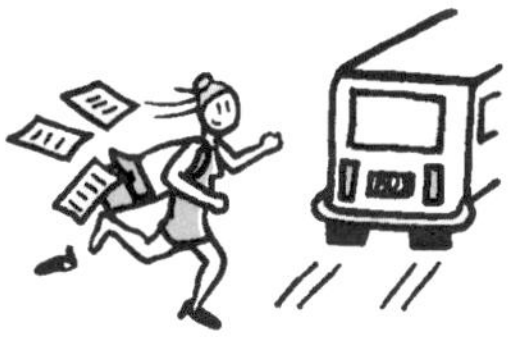

PIQUER UN SPRINT APRÈS LE BUS OU SAUTER UNE GRANDE MARCHE sont des exemples qui révèlent votre condition physique. Si vous êtes mal à l'aise dans ces situations, c'est que vous n'êtes pas au top. Non pas à cause de votre âge, mais à cause de votre laisser-aller. Alors suivez le programme de ce chapitre, vous allez vite retrouver la forme... et le sourire.

LES FESSES MAIS PAS QUE

→ Tous ces exercices font travailler vos fessiers, mais aussi renforcent le bas du dos. Fini le p'tit gras du dos !

LA RÉGULARITÉ PAIE

→ Ces exercices sont faciles à mémoriser et ultra-efficaces si vous les faites tous les jours : alors on se bouge un peu le matin et avant de se coucher !

LES ESSENTIELS

→ J'ai choisi pour vous mes 32 exos préférés : à vous les fesses au top !

SAVIEZ-VOUS QUE pour avoir un corps de déesse, il faut aussi avoir un cœur d'Hercule ? En prenant soin de votre cœur, vous brûlez un maximum de graisses en un minimum de temps.

RÉPÉ
RÉPÉTI
RÉPÉTITIONS

MIEUX VAUT PEU DE RÉPÉTITIONS MAIS BIEN FAITES, que se presser et se faire mal !

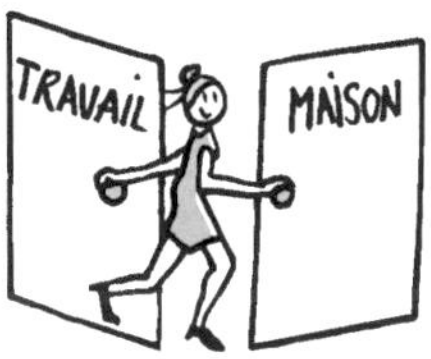

CASEZ CHACUN DES EXERCICES suivants dans la journée. De préférence en fin de journée pour décompresser.

GOOD MORNING !

ON SE MOTIVE AVEC UN PEU D'EXERCICE !

Cet exercice est l'un des meilleurs pour remonter les fessiers, sculpter le bas du dos et affiner l'arrière des cuisses.

3X20 RÉPÉTITIONS

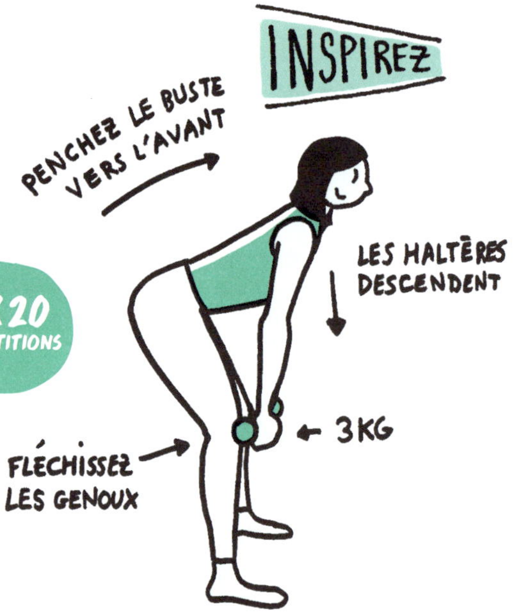
INSPIREZ
PENCHEZ LE BUSTE VERS L'AVANT
LES HALTÈRES DESCENDENT
3KG
FLÉCHISSEZ LES GENOUX

❶

Debout, les pieds écartés de la largeur des épaules, attrapez un haltère d'au moins 3 kg dans chaque main (ou un kettlebell, un gros poids avec une anse). Fléchissez légèrement les genoux pour rester souple sur vos pieds. Inspirez en penchant le buste vers l'avant, les haltères descendant sous les rotules.

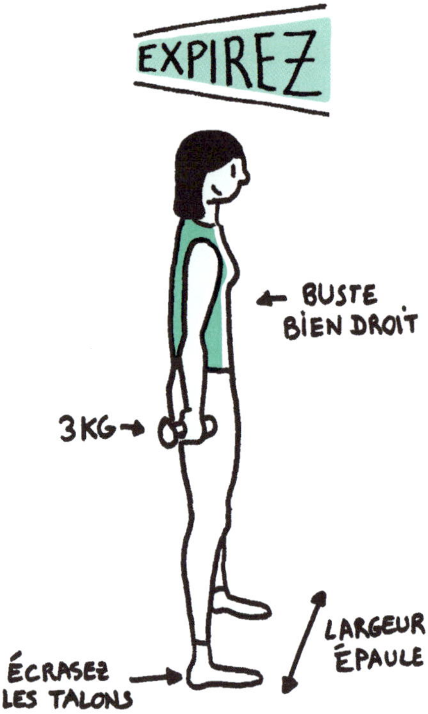

❷

Expirez le ventre bien rentré en ramenant le buste droit dans la position de départ. Il est important de bien écraser les talons lorsque vous remontez le buste. Si vous faites bien votre exercice, vous devez ressentir le travail dans le bas du dos et le dessous de la fesse.

JAMBE DE FER !

Cet exercice est excellent pour vous faire une tablette de chocolat et des muscles transverses (les profonds) béton !

X2 ALLERS-RETOURS

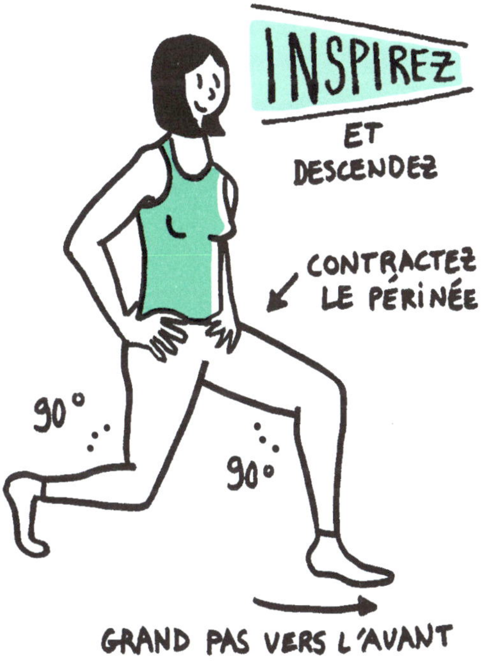

INSPIREZ
ET DESCENDEZ
CONTRACTEZ LE PÉRINÉE
90°
90°
GRAND PAS VERS L'AVANT

1

Partez les pieds serrés, les mains sur la taille et votre maison fermée (épaules basses, ventre rentré et périnée serré légèrement). Inspirez lors de la descente, en faisant un grand pas vers l'avant ; les genoux sont fléchis à 90°, le dos est droit.

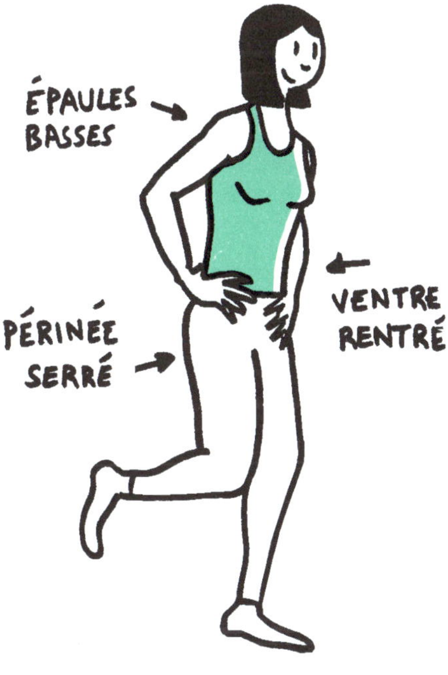

2

Expirez en repoussant sur le talon de la jambe avant et en contractant le périnée pour revenir les pieds joints. Reprenez l'exercice avec l'autre jambe. Prenez le temps de bien étirer les cuisses entre chaque série.

LA CHAISE

Parce qu'avoir de belles fesses sans des cuisses galbées, ce serait vraiment dommage !
Cet exercice est excellent pour dessiner les cuisses et les renforcer
sans prendre un centimètre de volume.

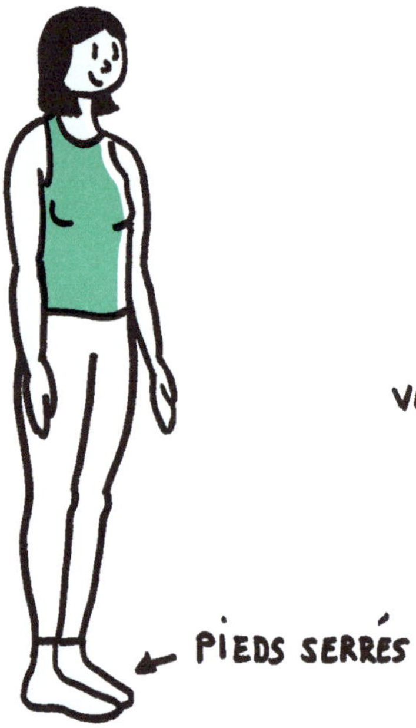

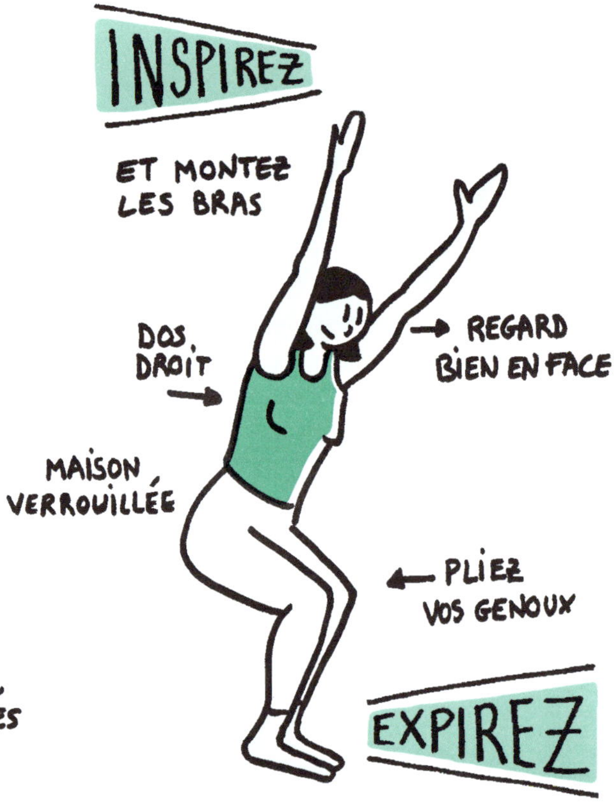

1

Partez debout les pieds serrés.

2

Inspirez en montant les bras parallèles au-dessus de la tête et pliez les genoux comme pour venir vous asseoir. Expirez en maintenant la position. Votre maison est verrouillée. Respirez par le nez le temps de 8 respirations. Votre dos doit être droit, votre regard bien en face.

L'ARBRE

À l'origine, les yogis restaient immobiles dans la posture de l'arbre pendant plusieurs heures d'affilée. Cette posture est intéressante, car elle fait travailler votre dos et vos fessiers. L'idéal est de l'effectuer une fois par jour pour améliorer votre équilibre physique et mental et de la tenir le temps de 8 respirations nasales.

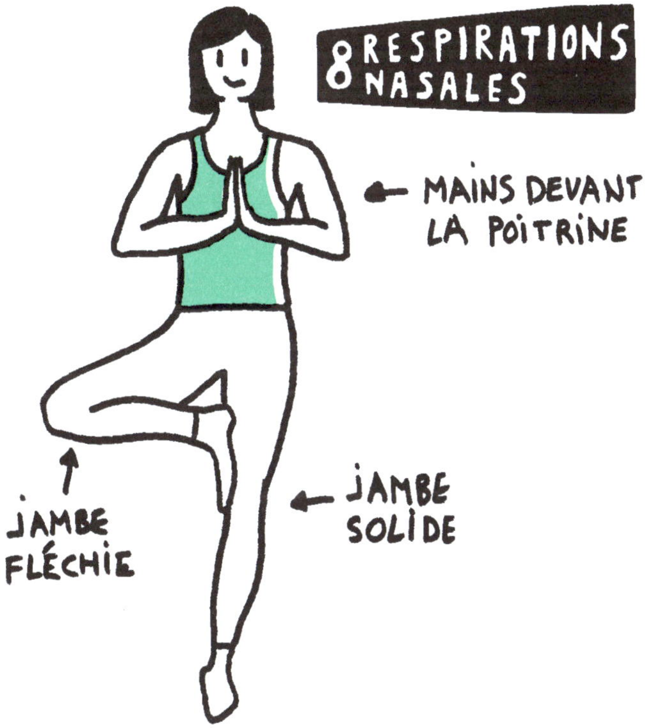

Tel le tronc d'un arbre, la jambe de terre doit être parfaitement tendue et solide : les orteils en sont les racines. L'autre jambe est fléchie, le pied contre le genou de la jambe de terre, les mains sont comme en prière devant la poitrine.

LE BRIDGE

Voici un basique que vous devez absolument maîtriser, car en plus de travailler l'arrondi de la fesse, il renforce le bas du dos !

1

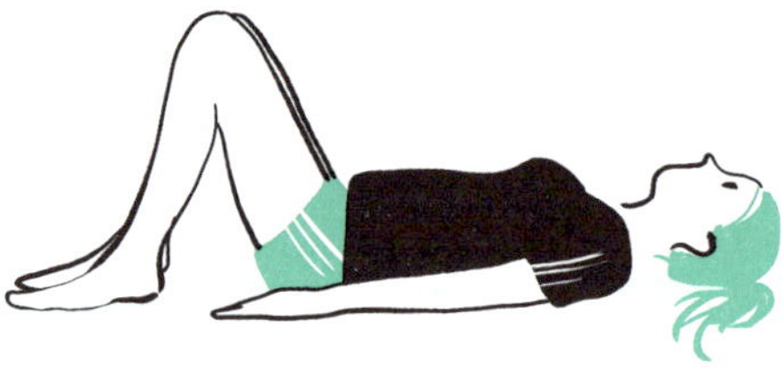

2

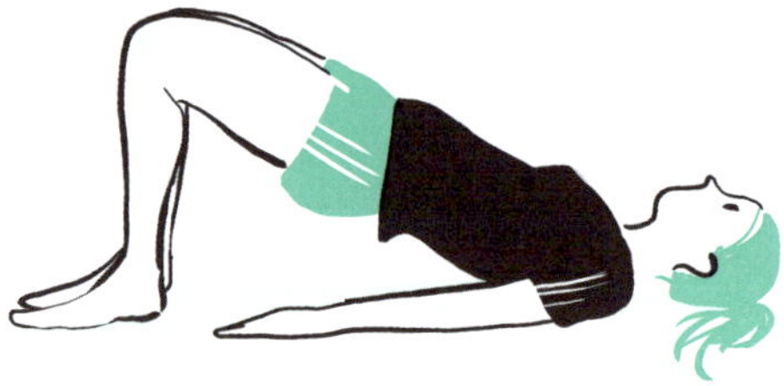

1. Départ : allongée sur le dos, les bras le long du corps. Les jambes sont fléchies et les talons le plus proche possible des fessiers. Votre nuque est longue.
Décollez de 5 centimètres le bassin du sol et inspirez.

2. Soufflez et montez votre bassin tout en appuyant les mains et les talons au sol. Serrez votre périnée, inspirez et redescendez votre bassin à 5 centimètres du sol.

Pour augmenter la difficulté, placez un élastique autour de vos genoux et ouvrez légèrement vos genoux à la montée du bassin.

→ 3 séries de 20 répétitions.

LE BRIDGE SUR BALLON

Votre atout fessier, je dirais même votre secret pour avoir une chute de reins à damner les plus rigides !

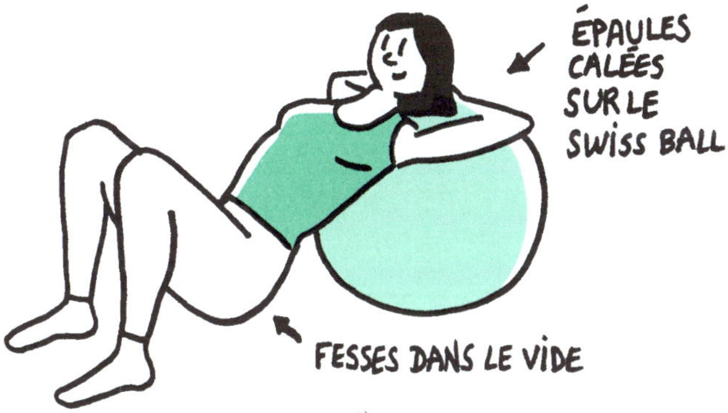

20 RÉPÉTITIONS PAR JOUR

POUR DES FESSES TONIQUES POUR TOUJOURS !

1

Allongez-vous, les épaules calées sur un Swiss Ball ; vos fessiers sont dans le vide. Si vous n'avez pas de ballon, vous pouvez le faire à même le sol.

2

Montez et descendez votre bassin en écrasant vos talons dans le sol et en contractant vos fessiers. Pensez à verrouiller votre maison et serrez très progressivement votre périnée. Le travail sera encore plus efficace.

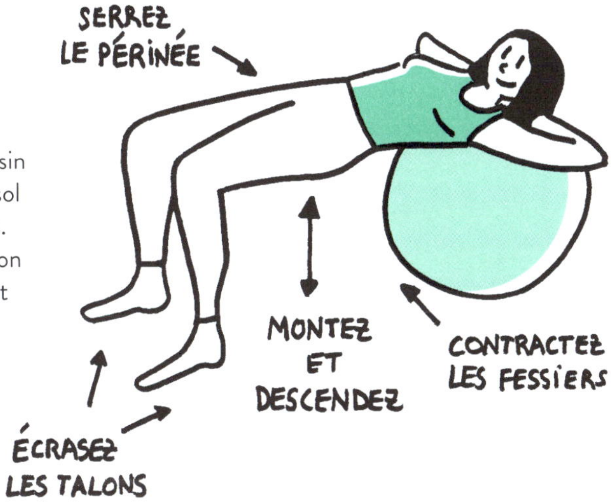

LE NAGEUR

Tous les avantages de la natation sans le problème de l'eau dans les cheveux ! Cet exercice vous sculptera de jolies fesses et renforcera votre bas du dos.

14 À 20 RÉPÉTITIONS

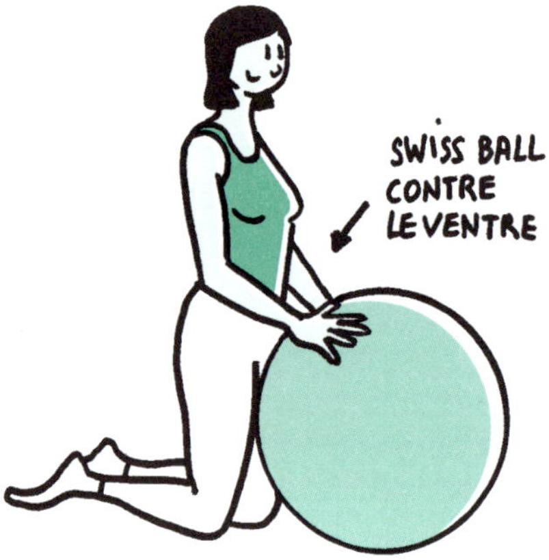

1

Partez à genoux, un Swiss Ball contre le ventre.

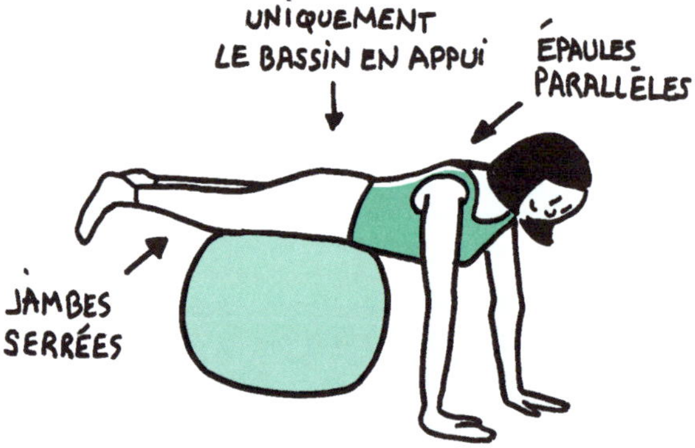

2

Avancez les mains pour n'avoir que le bassin en appui sur la balle. Vos jambes sont serrées et tendues parallèles au sol.

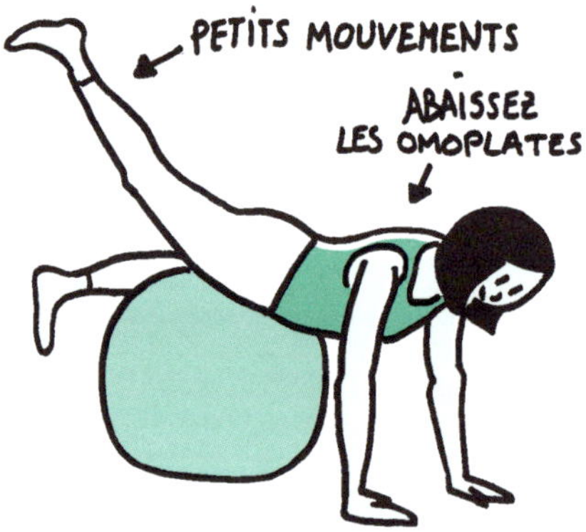

3

Les bras tendus, la nuque droite, effectuez de petits battements de jambe en gardant l'équilibre sur le ballon. Abaissez vos omoplates et respirez tranquillement.

LES SQUATS REBONDS

Petit retour en enfance avec cet exercice particulièrement apprécié de tous mes élèves ! Les squats rebonds font travailler vos fessiers, vos cuisses et votre posture.

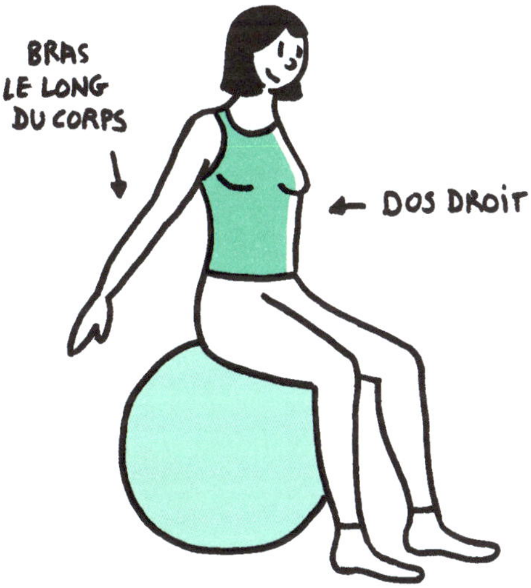

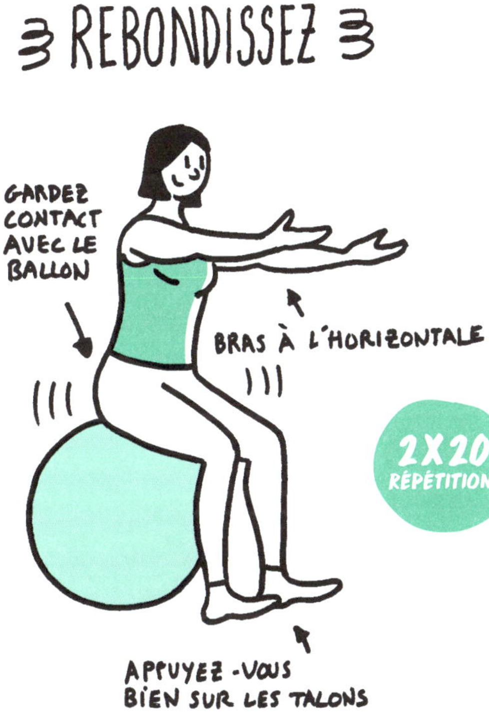

2X20 RÉPÉTITIONS

1

Asseyez-vous sur un Swiss Ball, la maison bien verrouillée, le dos droit et les bras le long du corps.

2

Rebondissez doucement sur le ballon deux fois et à la troisième fois, faites mine de vous lever un peu en appuyant bien sur vos talons et en plaçant les bras à l'horizontale pour garder l'équilibre. Attention, vos fessiers doivent toujours rester en contact avec le ballon pour assurer votre sécurité.

LE PENDULE

Un excellent exercice pour travailler équilibre, vos fessiers et vos poignées d'amour !

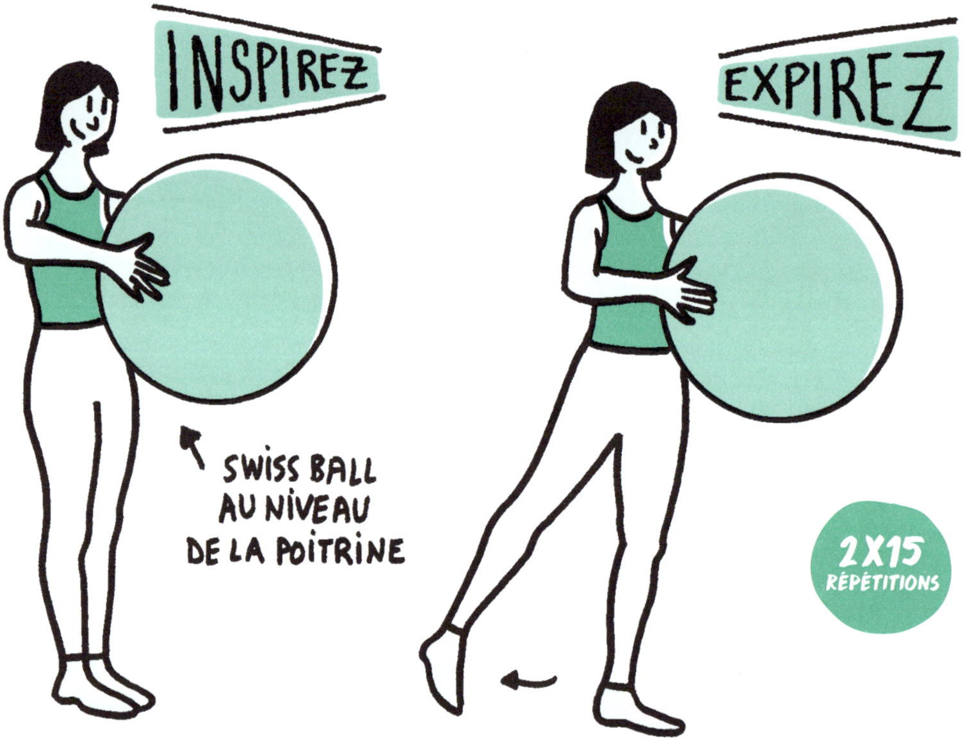

1

Debout, les mains portant un Swiss Ball au niveau de la poitrine, la maison verrouillée, inspirez sans bouger et expirez en faisant un battement sur le côté avec votre jambe droite.

2

Inspirez pour revenir dans la position initiale avant d'effectuer un autre battement sur le côté mais avec la jambe gauche cette fois.

LA DANSEUSE

Cet exercice vous rendra belle. Il fera ressortir votre grâce et votre sensualité en faisant travailler tout votre corps : votre dos, votre taille, vos fessiers.

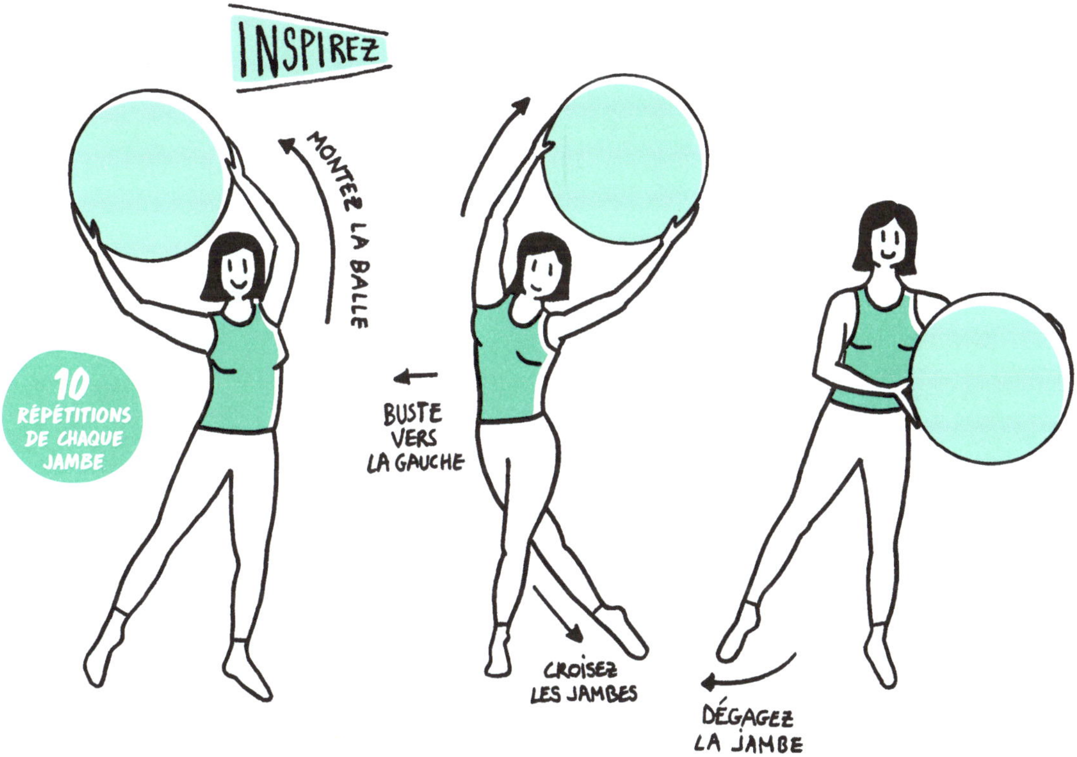

INSPIREZ
MONTEZ LA BALLE
10 RÉPÉTITIONS DE CHAQUE JAMBE
BUSTE VERS LA GAUCHE
CROISEZ LES JAMBES
DÉGAGEZ LA JAMBE

1 Partez debout les pieds serrés, un Swiss Ball au-dessus de votre tête.

2 Gardez les jambes souples et croisez la jambe droite derrière et inclinez le buste vers la gauche, inspirez.

3 Dégagez ensuite la jambe droite sur la droite et effectuez un demi-cercle avec le ballon. Inspirez et croisez de nouveau la jambe droite derrière en montant la balle au-dessus de la tête en effectuant un arc de cercle.

LES DEMI-PLIÉS

Qui n'a jamais trouvé les corps des danseurs gracieux et sculptés à souhait ? Voici un exercice qui donne de jolies fesses toniques et renforce votre posture.

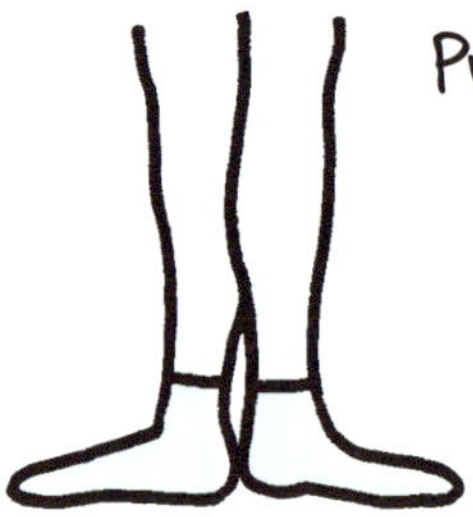

1

Debout face au dossier d'une chaise, les pieds en première (talons collés, pointes des pieds tournés vers l'extérieur). Le dos droit, inspirez et fléchissez les genoux en appuyant bien sur vos orteils. Soufflez lors de la remontée en tendant bien les jambes.

2X20 RÉPÉTITIONS CHAQUE POSITION

2

Enchaînez dans les positions suivantes :

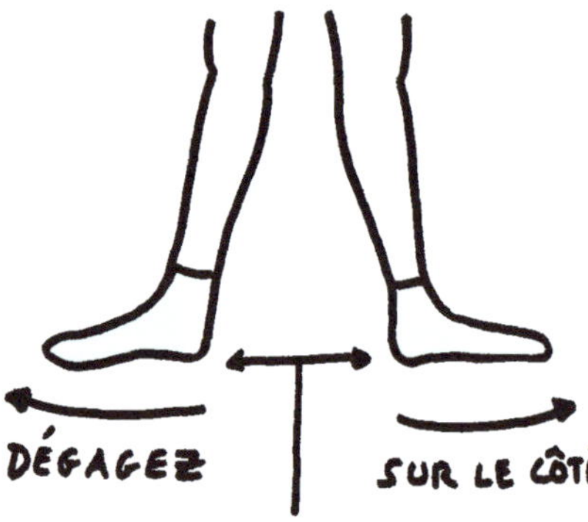

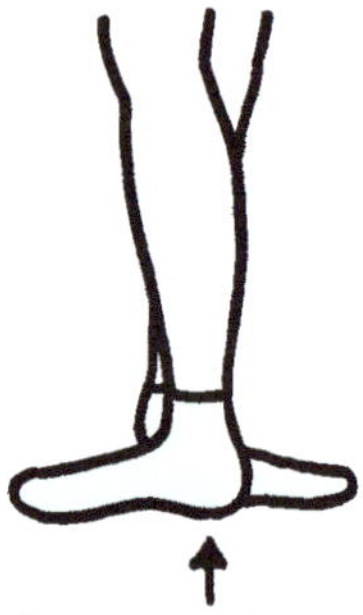

GRAND BATTEMENT DE DANSEUSE

Un excellent exercice de barre au sol pour travailler le petit fessier qui se trouve sur le côté et affiner la taille.

3X20 RÉPÉTITIONS

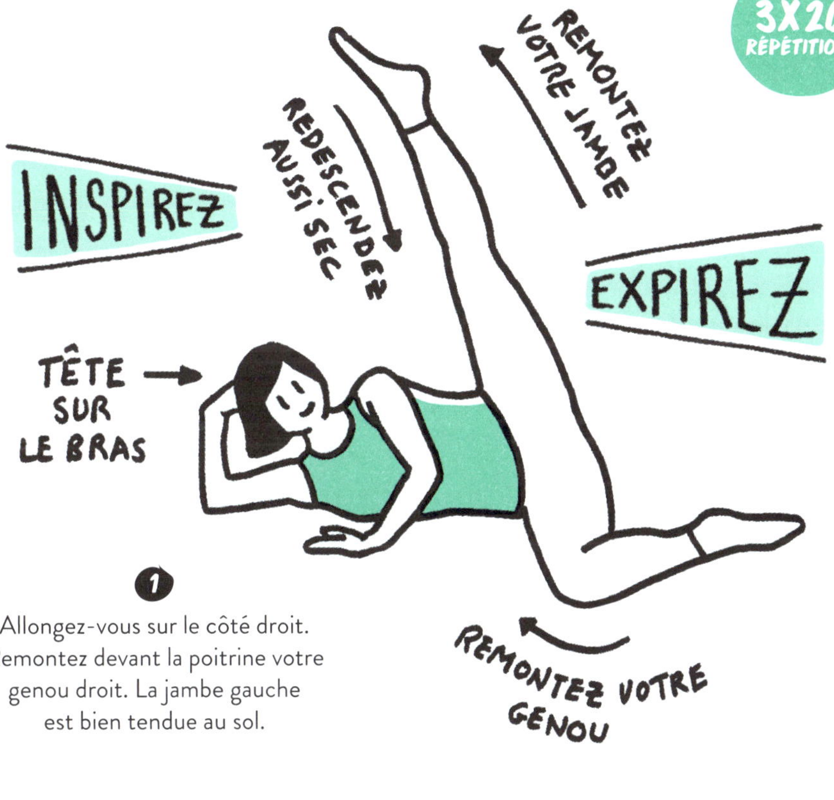

INSPIREZ
REDESCENDEZ AUSSI SEC
REMONTEZ VOTRE JAMBE
EXPIREZ
TÊTE SUR LE BRAS
REMONTEZ VOTRE GENOU

1

Allongez-vous sur le côté droit. Remontez devant la poitrine votre genou droit. La jambe gauche est bien tendue au sol.

2

Inspirez, puis expirez en montant la jambe tendue en direction de votre épaule gauche et redescendez aussi sec ! Le battement doit être dynamique. Pensez à tendre votre pointe de pied. Faites la même chose de l'autre côté.

LE PETIT CHIEN

Un basique très efficace pour sculpter le creux de la fesse.
Attention cependant à votre placement de départ !

2X20
RÉPÉTITIONS

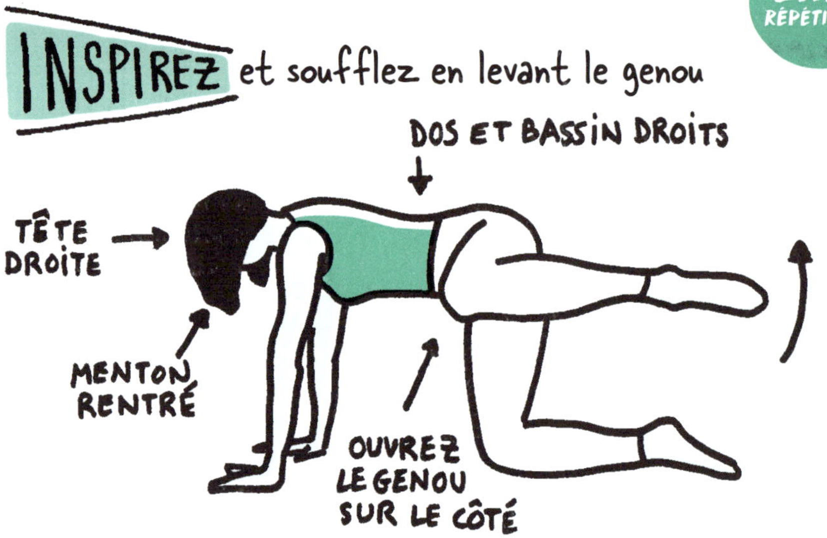
INSPIREZ et soufflez en levant le genou
DOS ET BASSIN DROITS
TÊTE DROITE
MENTON RENTRÉ
OUVREZ LE GENOU SUR LE CÔTÉ

1

Démarrez à quatre pattes, les bras bien tendus, les omoplates basses, le dos droit.

2

Ouvrez le genou droit sur le côté tout en gardant le bassin bien droit. Normalement, vous ne devriez pas pouvoir monter trop haut sauf si vous êtes très souple. Si vous montez trop haut, votre bassin risque de vriller et votre bas du dos ne va pas apprécier !
Inspirez avant de monter le genou puis soufflez lors du mouvement d'ouverture. La tête reste droite, le menton légèrement rentré. Contrôlez la descente.

LA PLANCHE SUR LES COUDES

Un exercice terriblement efficace pour développer l'endurance des abdominaux.

1

Démarrez à genoux sur le tapis,
les coudes posés au sol.

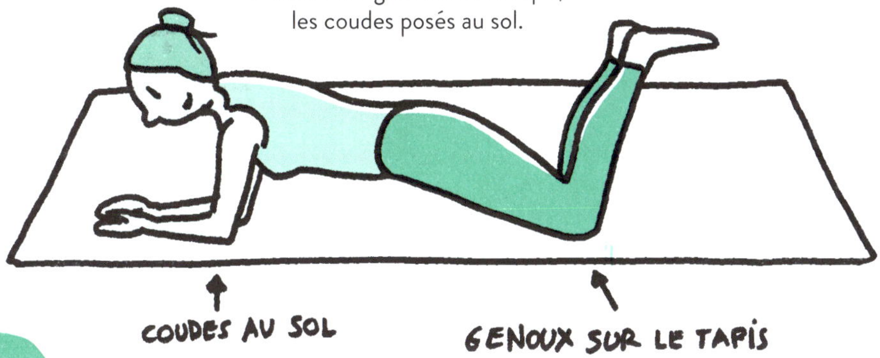

3X15
SECONDES. PUIS 30'S

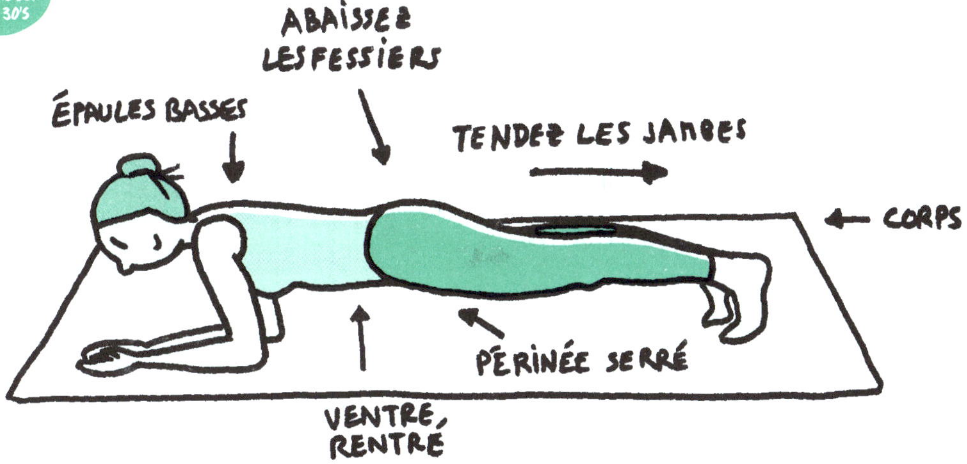

2

Tendez les jambes et abaissez les fessiers pour avoir le corps bien parallèle au sol. Les épaules sont basses, le ventre rentré et le périnée bien serré. La respiration se fait par le nez et la tête regarde les mains.

LA PLANCHE CÔTÉ ET BATTEMENTS

Voilà un exercice que j'adore car il est « 2 en 1 » : il sculpte des fesses de rêve et en plus, il affine la taille ! à condition d'être bien précise dans votre placement.

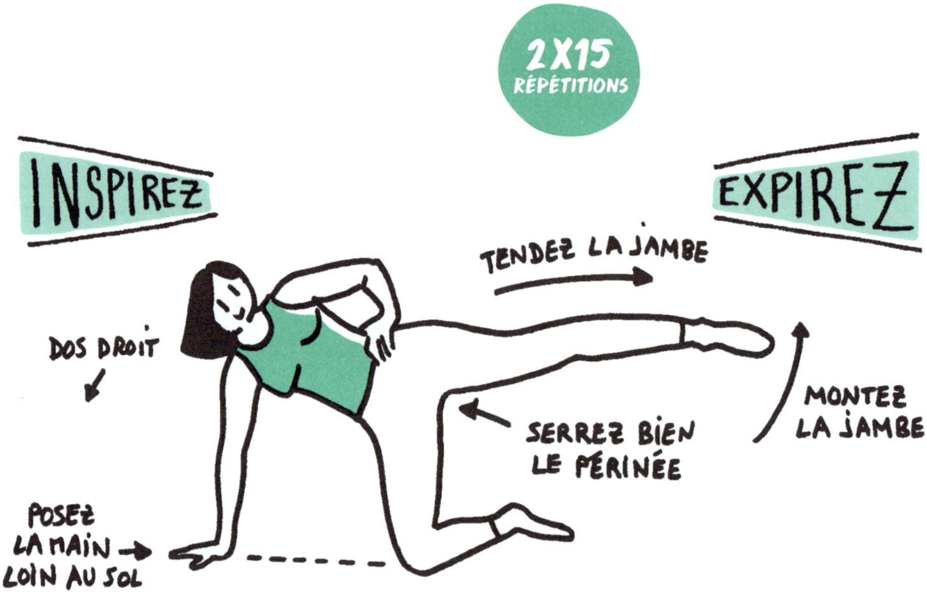

2X15
RÉPÉTITIONS
INSPIREZ
EXPIREZ
TENDEZ LA JAMBE
DOS DROIT
MONTEZ LA JAMBE
SERREZ BIEN LE PÉRINÉE
POSEZ LA MAIN LOIN AU SOL

1

Partez à genoux sur votre tapis de sol. Venez poser votre main gauche assez loin au sol, dans l'alignement de vos genoux, pour réaliser une sorte de planche côté sur les genoux !

2

Tendez ensuite la jambe droite de façon à garder le dos droit et montez-la latéralement. Inspirez au démarrage puis soufflez lors de la montée. Serrez bien votre périnée lors de la montée de la jambe et gardez le dos droit.

SUPERWOMAN

Un excellent exercice pour le grand fessier et les muscles lombaires !
C'est l'assurance d'une chute de reins... renversante.

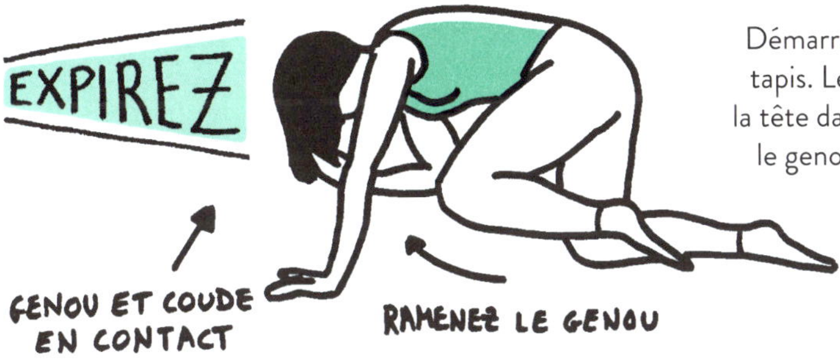
EXPIREZ
GENOU ET COUDE EN CONTACT
RAMENEZ LE GENOU

1

Démarrez à quatre pattes sur votre tapis. Le dos droit, les bras tendus, la tête dans l'axe, expirez en amenant le genou droit et le coude gauche en contact.

2X12 RÉPÉTITIONS

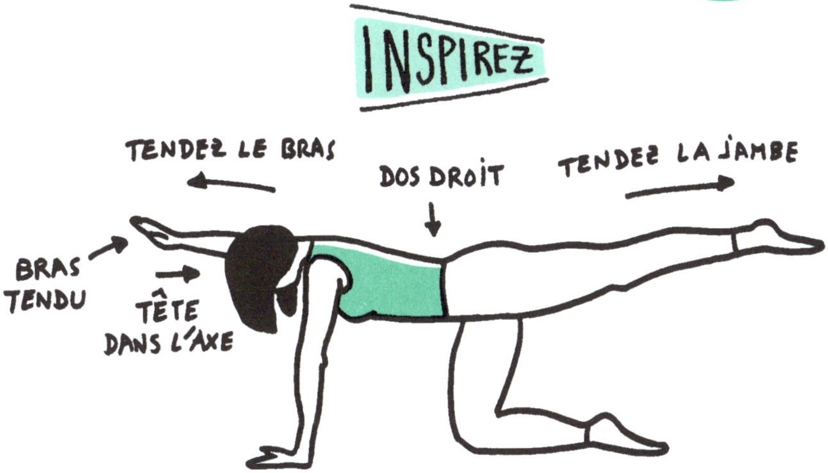
INSPIREZ
TENDEZ LE BRAS
DOS DROIT
TENDEZ LA JAMBE
BRAS TENDU
TÊTE DANS L'AXE

2

Puis inspirez en tendant le bras gauche devant vous et en même temps la jambe droite. Alternez à chaque répétition.

Pensez à bien prendre votre temps, le mouvement doit être fluide, c'est un exercice de contrôle et non de vitesse. Calez bien votre respiration, c'est elle qui donnera le tempo...

LE COQUILLAGE (DE CÔTÉ)

Cet exercice sculpte des fesses parfaites en tonifiant les petits, les moyens fessiers et les pyramidaux.

1

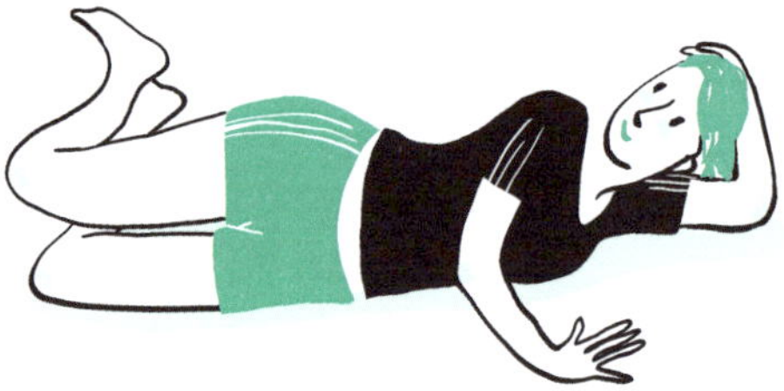

2

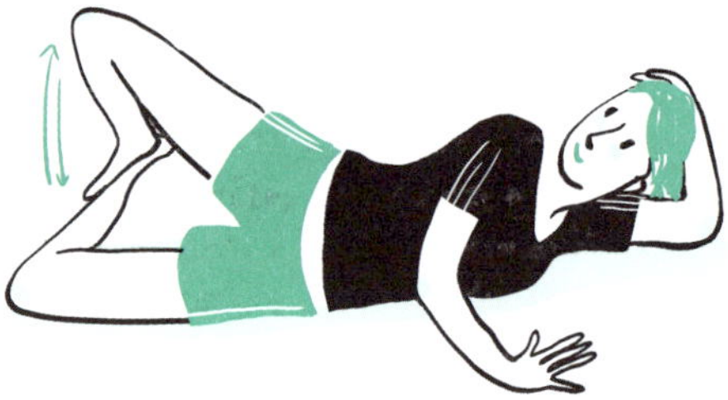

1. Départ : allongée sur le côté droit.
La tête repose sur le bras droit. Votre main gauche est posée à plat devant votre poitrine. Les genoux sont fléchis.

2. En gardant toujours les pieds en contact, inspirez puis soufflez en ouvrant le genou gauche sans bouger le bassin. Inspirez et redescendez le genou.

→ 3 séries de 20 répétitions.

LES BATTEMENTS-CERCLES

En plus de renforcer vos petits et moyens fessiers, cet exercice est excellent pour affiner la taille et renforcer votre posture.

1

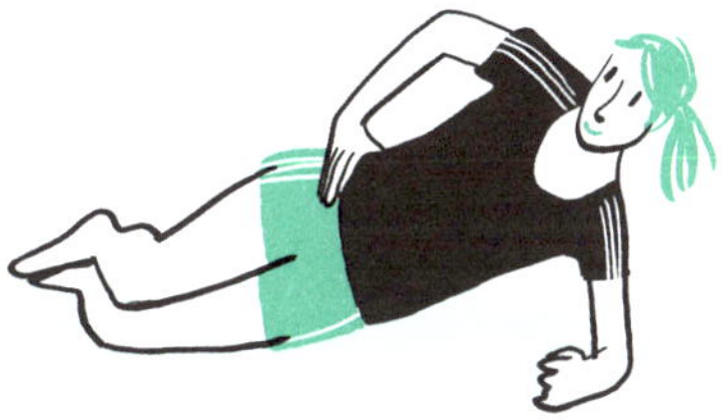

2

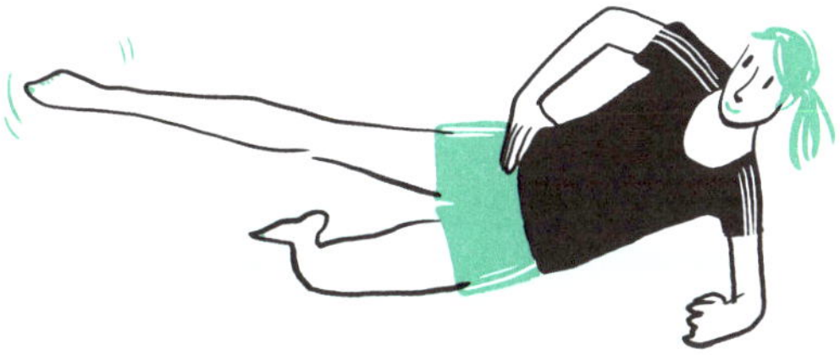

1. Départ : à genoux sur votre tapis.
Venez poser la main droite au sol et basculez votre poids du corps sur cette main : c'est une planche côté avec appui sur les genoux. Placez votre main gauche sur la taille.

2. Inspirez puis soufflez en montant la jambe dans le prolongement du corps. Dans cette position, faites 20 cercles dans un sens, puis 20 cercles dans l'autre. Pensez à garder votre maison bien verrouillée et le dos droit.

→ 3 séries de 20 cercles dans un sens, 20 cercles dans l'autre.

LES BATTEMENTS ARRIÈRE CROISÉS

C'est le travail par excellence du grand fessier et des lombaires. Les petits et moyens fessiers sont sollicités aussi mais, ici, on s'attaque vraiment à l'arrondi de votre fessier.

1

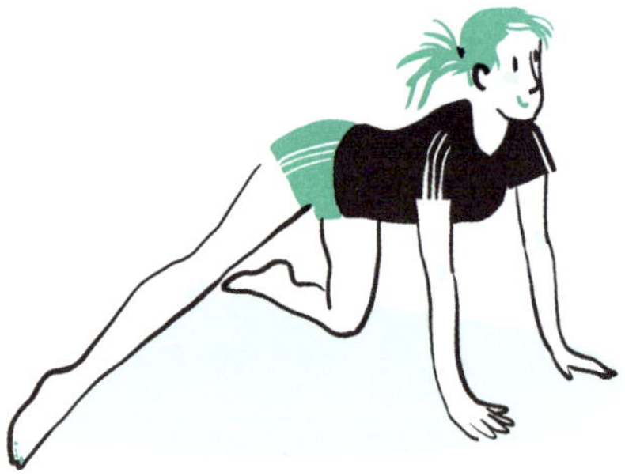

2

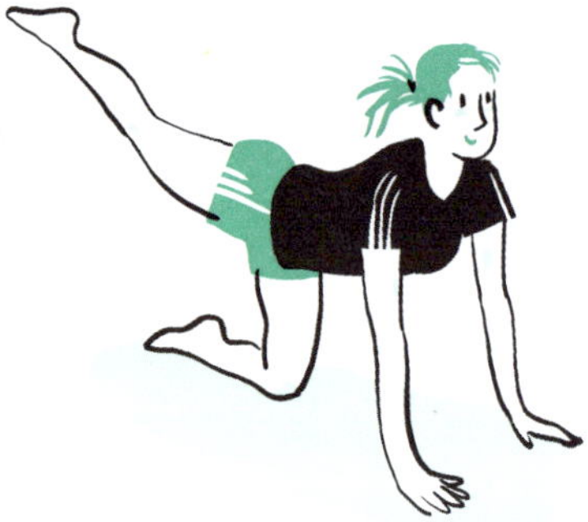

3

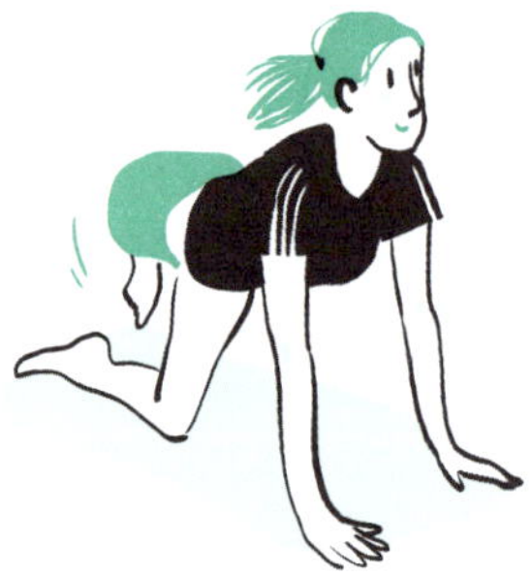

1. Départ : à quatre pattes sur votre tapis. Le dos droit, le ventre rentré, posez les mains au sol et tendez votre jambe droite derrière, le pied flex.

2. Inspirez et effectuez un grand battement arrière, puis reposez la pointe du pied à l'intérieur de votre tapis en soufflant.

3. Inspirez de nouveau et faites un battement arrière. Expirez en ramenant cette fois-ci la pointe de votre pied à l'extérieur de votre tapis. Alternez ainsi 20 fois tout en gardant votre bassin dans l'axe.

→ 3 séries de 20 répétitions.

LA PATINEUSE ASSISE

Cet exercice renforce vos fessiers, le bas de votre dos et votre taille.

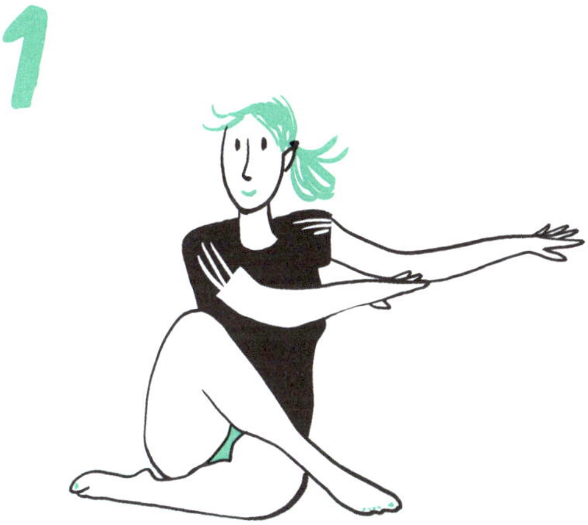

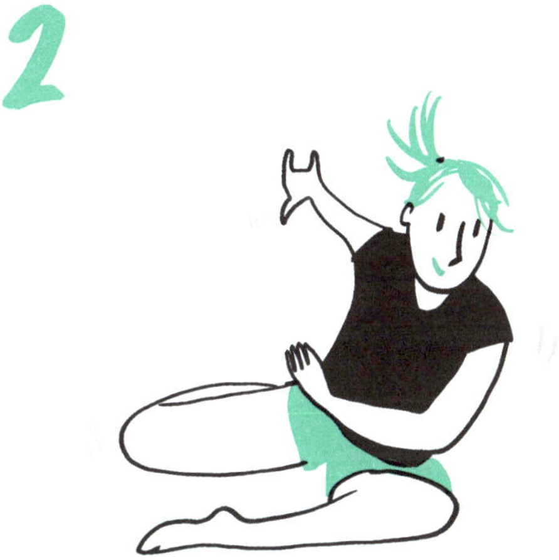

1. Départ : assise sur votre tapis en tailleur. Placez votre pied droit devant votre genou gauche ; le buste est droit et le bras droit devant vous, le bras gauche est à l'horizontale sur le côté.

2. Inspirez sans bouger, en verrouillant votre maison, puis expirez et basculez votre jambe droite sur l'arrière, comme pour faire une arabesque. Votre buste se penche alors vers l'avant. Inspirez et revenez dans la position de départ.

→ 3 séries de 15 répétitions.

LES BATTEMENTS TRIANGLE

Un exercice qui vient de la danse, idéal pour tonifier les fessiers (petits, moyens, pyramidaux) et la taille.

1

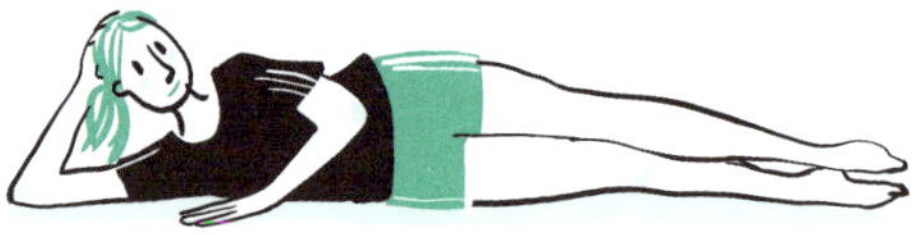

2

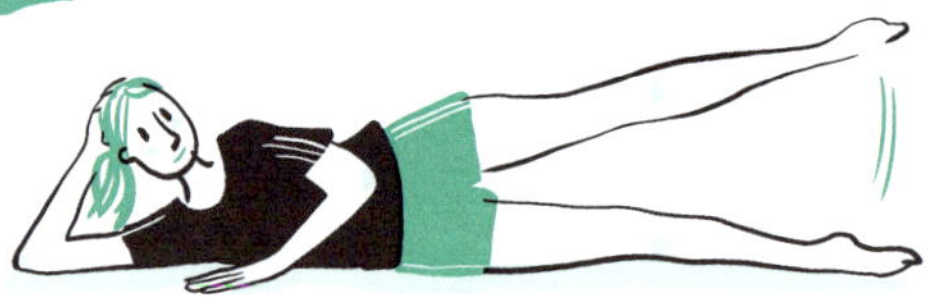

3

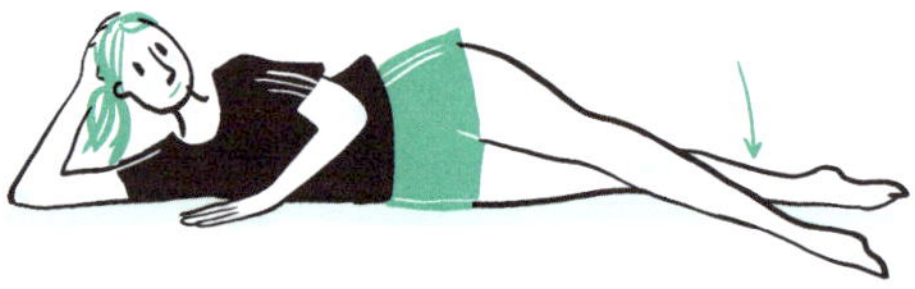

1. Départ : allongée sur le côté droit.
La tête repose sur le bras droit. Votre main gauche est posée à plat devant votre poitrine. Tendez bien les jambes et tournez-les vers l'extérieur, telle une ballerine.

2. Inspirez et montez votre jambe gauche à 50 centimètres au-dessus du sol, puis soufflez et descendez votre jambe devant votre cheville droite.

3. Inspirez et remontez la jambe puis expirez et descendez cette fois-ci votre jambe derrière, en déposant le talon derrière la cheville droite. Verrouillez bien votre maison.

→ 3 séries de 20 répétitions.

LES FENTES EXTENSION

Un excellent exercice pour remonter les fessiers, mais aussi travailler votre cardio et vos lombaires.

1

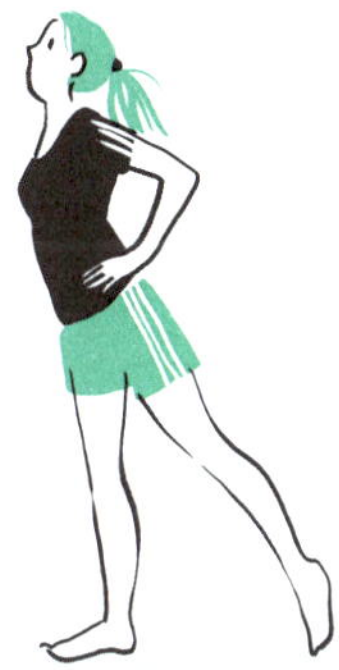

2

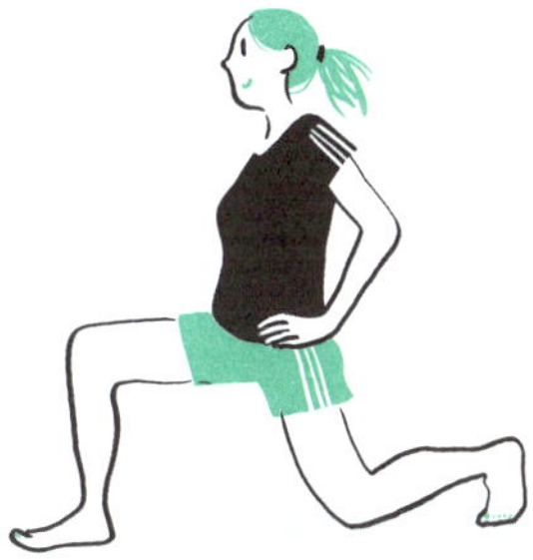

3

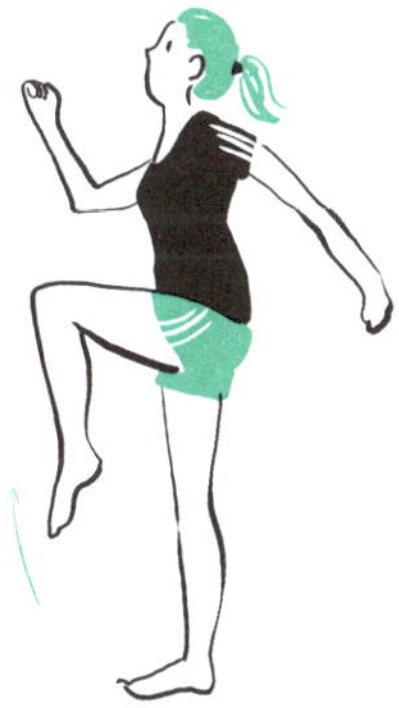

1. Départ : debout jambe droite devant, jambe gauche derrière, le talon relevé. Les mains sont sur la taille, la tête droite.

2. Inspirez et fléchissez vos deux genoux à 90° pour descendre à la verticale.

3. Soufflez et montez votre genou gauche à la poitrine en rentrant votre nombril, le périnée bien serré pour garder l'équilibre. Recommencez.

→ 3 séries de 10 répétitions pour chaque jambe.

LE PENDULE

Cet exercice travaille votre équilibre, le fessier de votre jambe d'appui et en même temps l'autre jambe, qui est en mouvement. Très efficace !

1

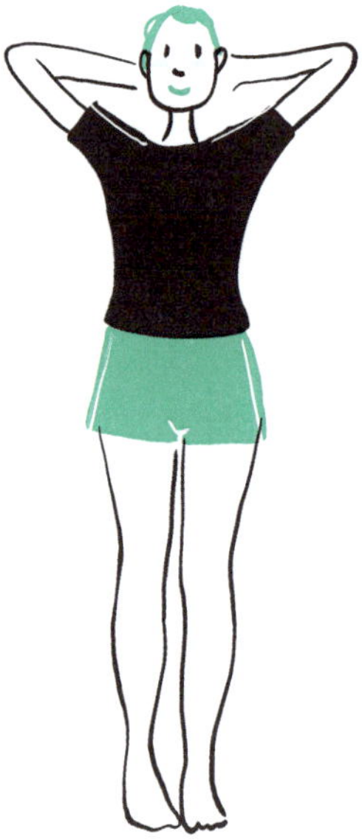

2

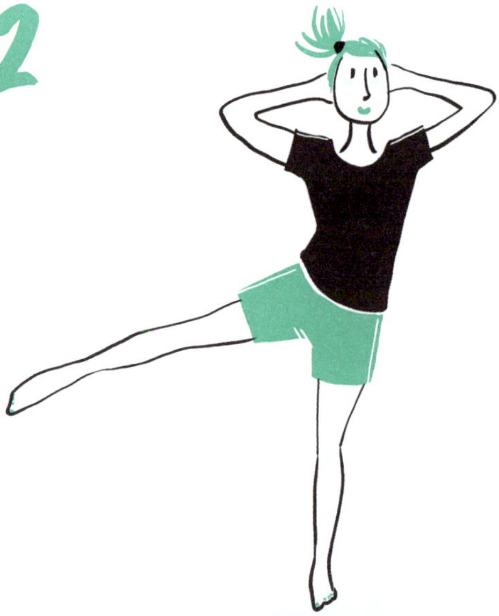

1. Départ : debout les pieds serrés.
Placez les mains derrière la tête. Rentrez la pointe du pied droit contre vos orteils gauches.

2. Inspirez sans bouger puis soufflez et montez la jambe sur le côté en gardant la pointe de pied à l'intérieur. Vous allez tout de suite sentir le travail du fessier et de votre taille.

→ 3 séries de 20 répétitions.

LE CHIEN À TROIS PATTES DYNAMIQUES

Cet exercice travaille les muscles du grand fessier ainsi que vos lombaires.

1

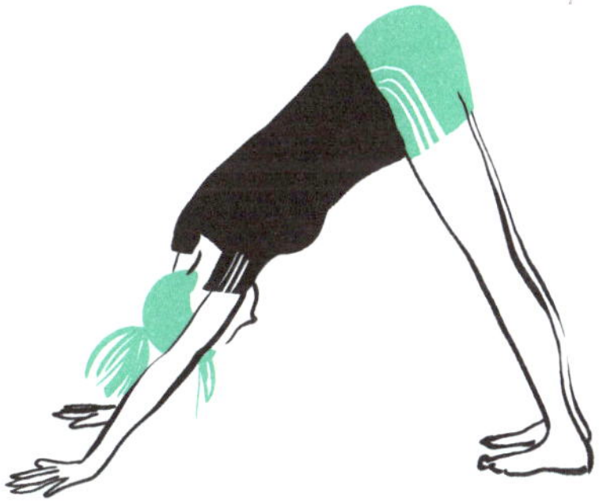

2

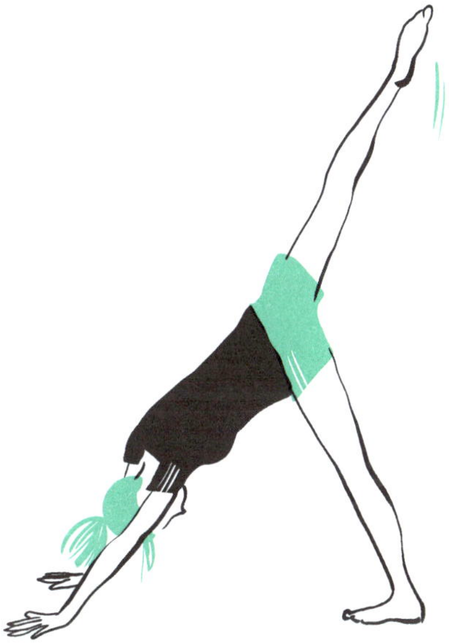

1. Départ : à quatre pattes sur votre tapis. Poussez sur vos mains et vos pieds pour étirer le dos. Tendez les jambes comme si vous vouliez poser les talons dans le sol. Vous allez alors sentir un grand étirement dans les mollets et l'arrière des cuisses.

2. Inspirez sans bouger, puis expirez en montant assez rapidement la jambe droite au plafond, la pointe de pied tendue. Effectuez 15 répétitions tout en gardant le bassin dans l'axe. Puis changez de jambe.

→ 3 séries de 15 répétitions.

LA BELLE ATTITUDE

Voici un exercice de danseuse qui fait travailler votre équilibre : rien de tel pour renforcer fessiers et lombaires.

1

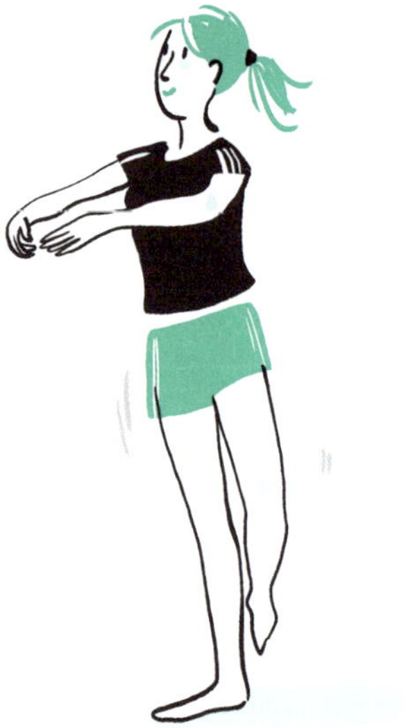

2

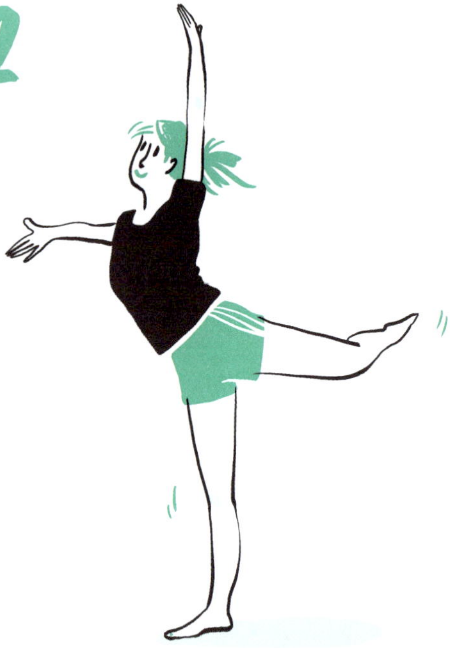

1. Départ : debout les bras et les pieds en première position de danseuse. Le pied gauche est légèrement soulevé au-dessus du sol.

2. Inspirez le dos bien droit, puis expirez en montant votre jambe gauche en attitude, c'est-à-dire le bassin dans l'axe, et faites une ouverture du genou tout en montant la jambe. Si vous êtes bien placée, vous devriez immédiatement sentir une morsure dans la fesse et le lombaire droits. Si ce n'est pas le cas, c'est que votre bassin a bougé. Replacez-le et recommencez !

→ 3 séries de 10 répétitions.

LE SQUAT CRABE

Cet exercice travaille le cardio et les fessiers dans leur globalité.

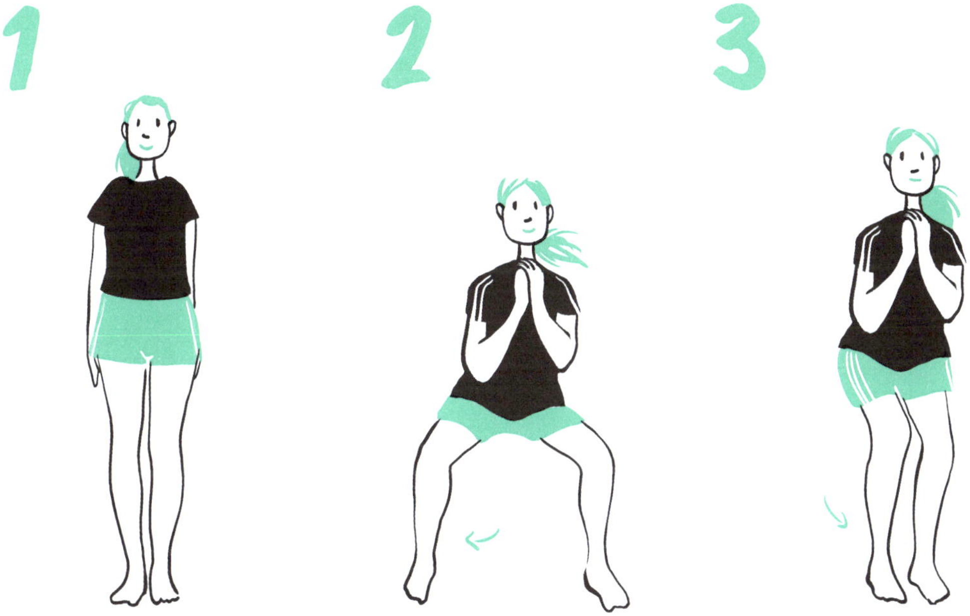

1. Départ : debout les pieds serrés, les mains le long du corps.

2. Inspirez et faites un pas sur la droite pour faire un squat. Placez les mains devant vous lors de la descente pour garder le dos bien droit.

3. Soufflez et ramenez votre pied droit contre votre pied gauche. Faites la même chose en faisant un pas sur la gauche.

Bougez ainsi de droite à gauche pour faire votre squat. Vous augmentez ainsi le travail de stabilisation : une meilleure façon de bien solliciter vos fesses !

→ 3 séries de 20 répétitions.

LE COBRA

La posture du cobra assouplit la colonne vertébrale et renforce les lombaires.

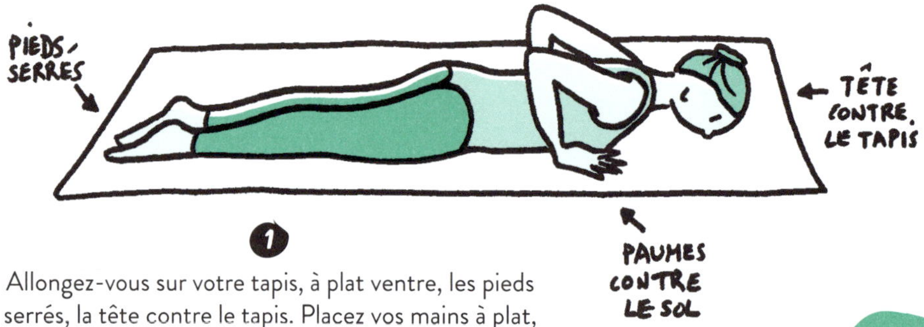

1

Allongez-vous sur votre tapis, à plat ventre, les pieds serrés, la tête contre le tapis. Placez vos mains à plat, paumes contre le sol, de chaque côté de votre poitrine.

X4 RÉPÉTITIONS

2

Inspirez en redressant votre buste et en appuyant sur vos mains. Expirez et restez dans la position du cobra le temps de 3 respirations. Vos épaules sont basses, la nuque longue et les coudes fléchis bien collés au buste.

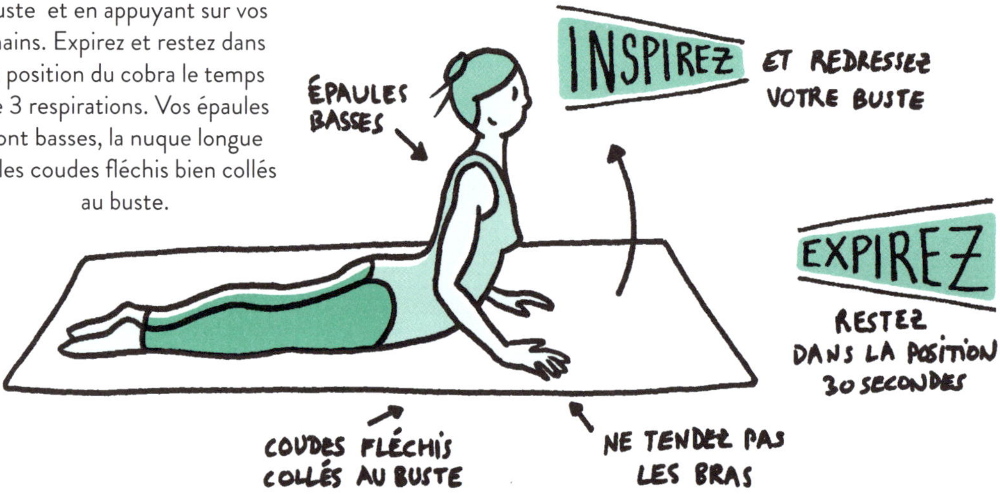

3

Relâchez la position en vous allongeant et récupérez au moins 30 secondes avant de recommencer. Une fois l'exercice terminé, ramenez les fessiers sur les talons en posture de l'enfant, soit accroupie.

LES BATTEMENTS

Pour renforcer vos lombaires, votre posture et vos fessiers.

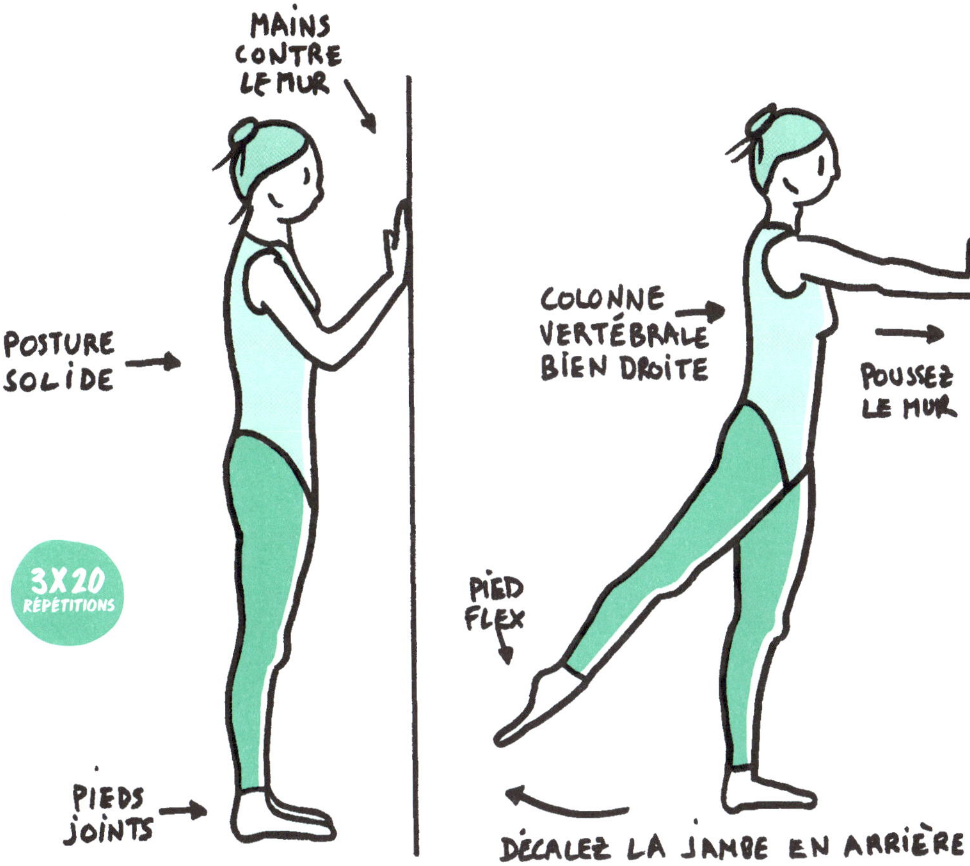
MAINS CONTRE LE MUR
POSTURE SOLIDE
3X20 RÉPÉTITIONS
PIEDS JOINTS
COLONNE VERTÉBRALE BIEN DROITE
POUSSEZ LE MUR
PIED FLEX
DÉCALEZ LA JAMBE EN ARRIÈRE

1

Debout face à un mur, collez les mains devant vous à la hauteur de votre poitrine. Les pieds sont joints, la posture solide.

2

Décalez la jambe droite sur l'arrière en gardant le pied flex. Effectuez de petits battements en repoussant le mur de vos mains et en gardant la colonne vertébrale bien droite. Soufflez à la montée de votre jambe !

DES FESSES À FAIRE PÂLIR LES BRÉSILIENNES

3X20 RÉPÉTITIONS

1

Attrapez un haltère dans chaque main.
Serrez vos pieds et grandissez-vous.
Reculez légèrement la jambe droite.

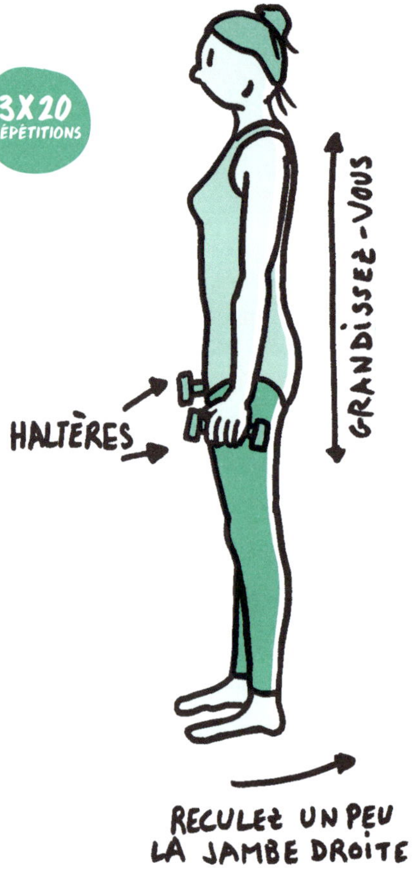

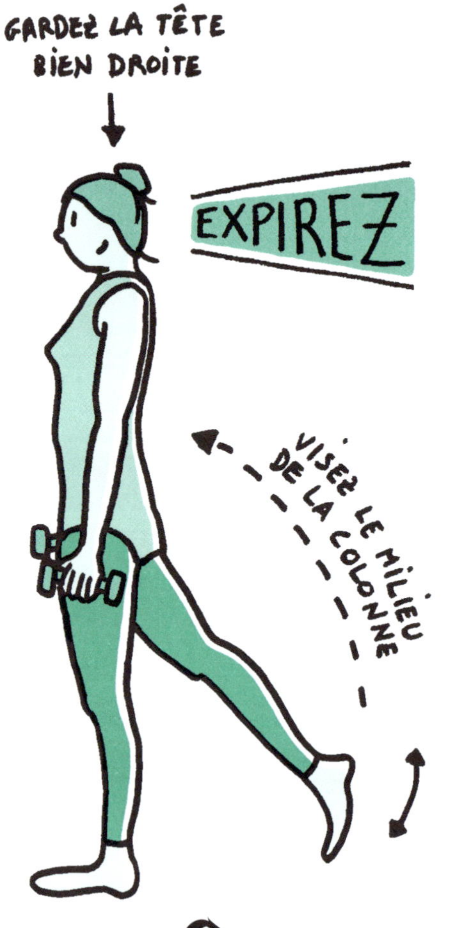

2

Effectuez de petits battements vers l'arrière en visant votre talon droit au milieu de la colonne vertébrale. Expirez à chaque battement de jambe et gardez la tête bien droite.

LA DANSE DU VENTRE

Excellente pour assouplir le bas du dos !

3X10
CERCLES DANS CHAQUE SENS

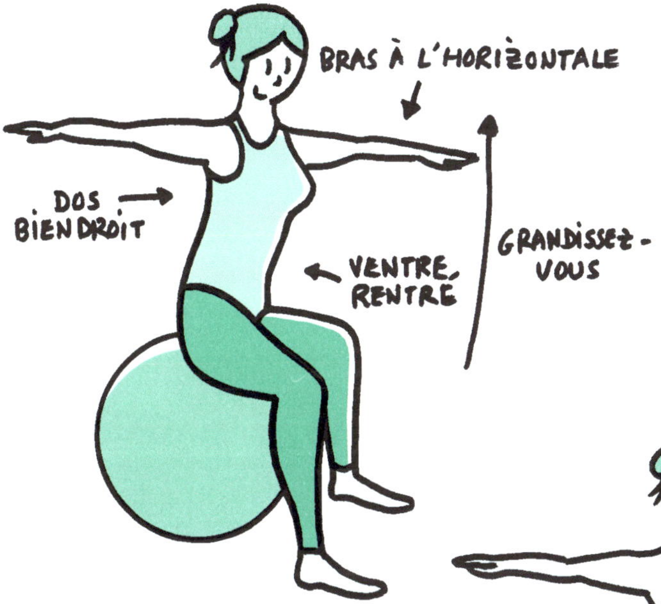

1

Asseyez-vous sur un Swiss Ball ; une chaise peut faire l'affaire, mais c'est moins efficace. Le dos bien droit, écartez les bras à l'horizontale.

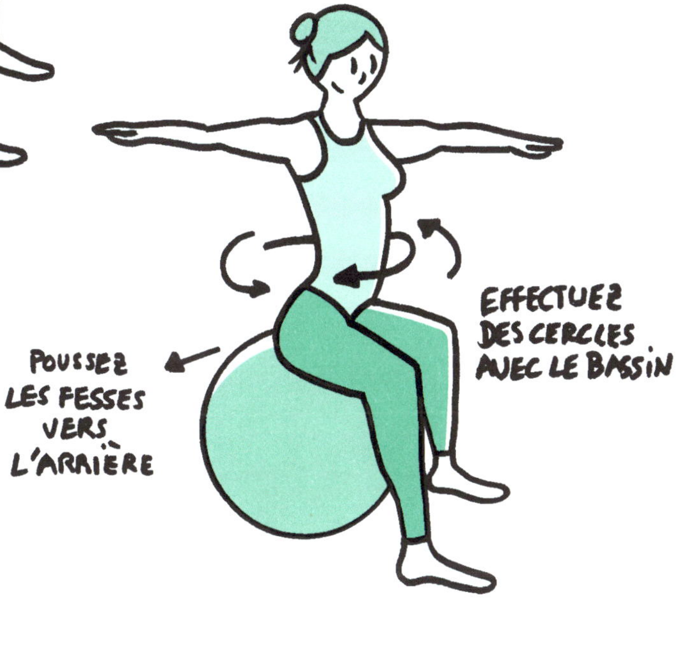

2

Effectuez des cercles de bassin sur votre ballon dans un sens puis dans l'autre. Inspirez lorsque vous poussez les fesses vers l'arrière et inspirez lorsque vous terminez le cercle. Grandissez-vous ! Vous devez garder le ventre rentré.

DU BOMBÉ À SOUHAIT

Un excellent exercice pour le grand fessier et les muscles lombaires ! C'est l'assurance d'une chute de reins… renversante.

1

Allongée sur le ventre, les mains à la hauteur du visage, collez votre front contre le dessus de vos mains. Fléchissez votre jambe droite, le pied flexe.

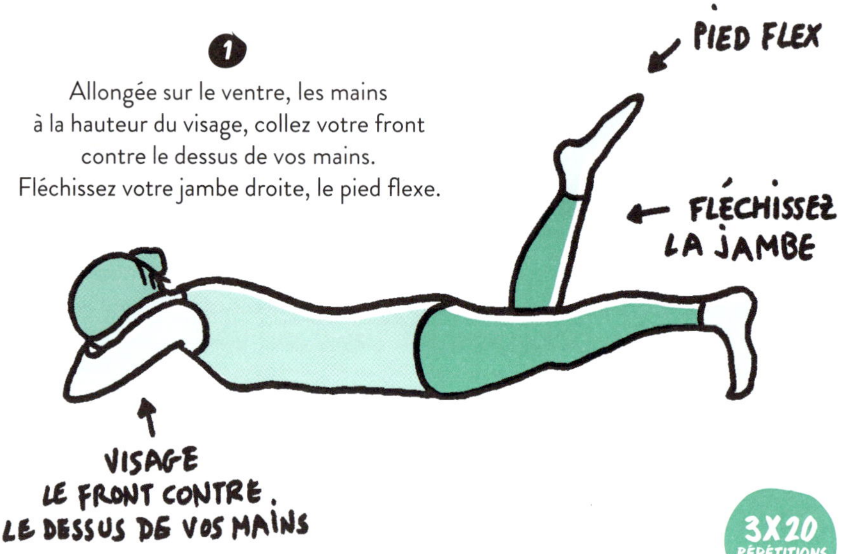

3X20 RÉPÉTITIONS

2

Faites de petits battements en poussant le talon vers le plafond, le genou fléchi à 90°. N'oubliez pas de serrer le périnée.

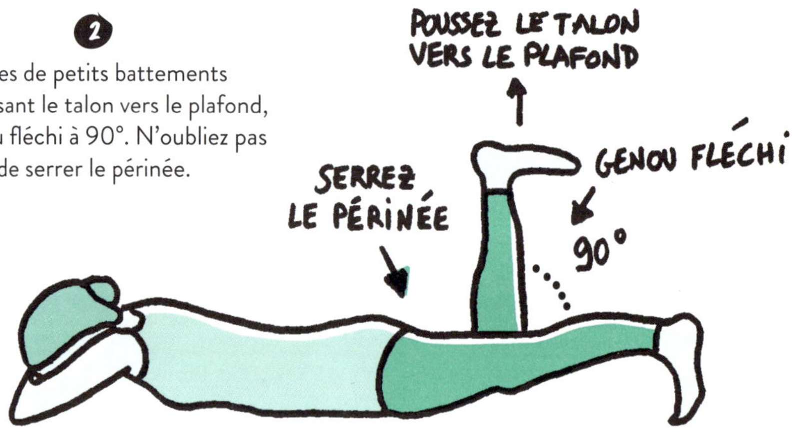

LA TABLE

Cet exercice n'est pas facile, mais il est très efficace pour sculpter les fesses. En plus, vous travaillez aussi l'arrière des cuisses.

1

Asseyez-vous sur votre tapis, le dos droit. Pliez les jambes, placez vos mains derrière les fesses, les doigts en direction des fessiers. Redressez-vous et inspirez.

3X15 RÉPÉTITIONS

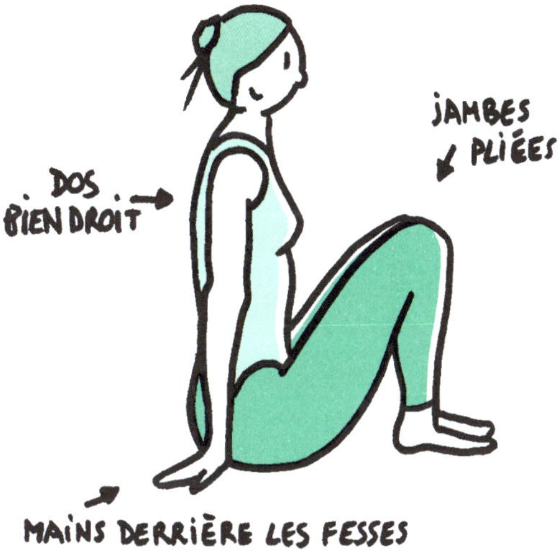

2

Montez les fessiers en direction du plafond en repoussant le sol avec vos mains en expirant. Gardez la tête dans l'axe. Vous devriez vous sentir lourde, mais, pas de panique, ce n'est que le temps que vos bras reprennent des forces !

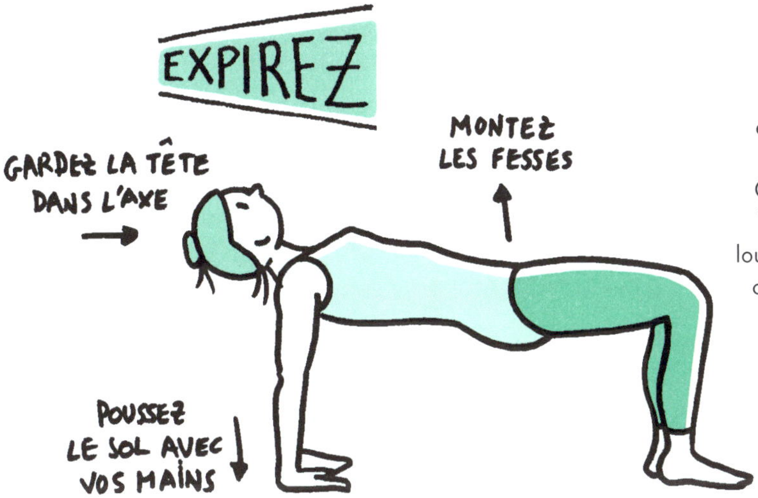

JE CHOUCHOUTE MON CORPS

MES SOINS ET RECETTES DÉTOX

ASTUCE N° 1

→ Je bois au réveil un verre d'eau tiède avec le jus d'un demi-citron : c'est mon geste détox du matin.

ASTUCE N° 2

→ Je prends mon temps pour manger, au calme : bye-bye les ballonnements et les crampes.

ASTUCE N° 3

→ Pour bouger un peu tous les jours, je glisse quelques exercices dans mon quotidien et je pense à me tenir droite.

ASTUCE N° 4

→ Je me masse tous les jours le ventre et les fesses et je les gomme une fois par semaine.

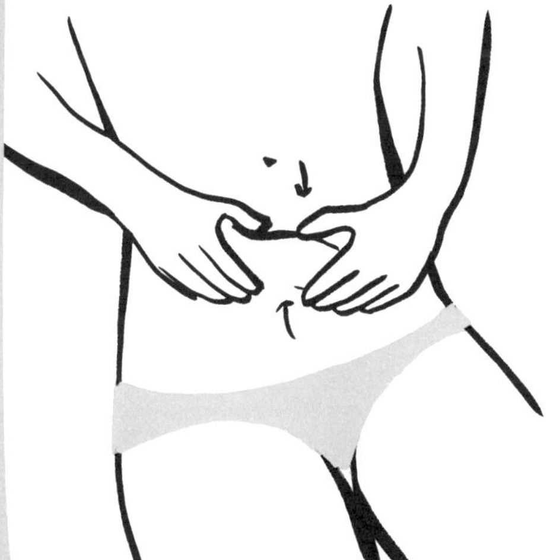

QUELQUES RAPPELS ANATOMIQUES

(Ça ne fait jamais de mal !)

UN RÔLE CENTRAL

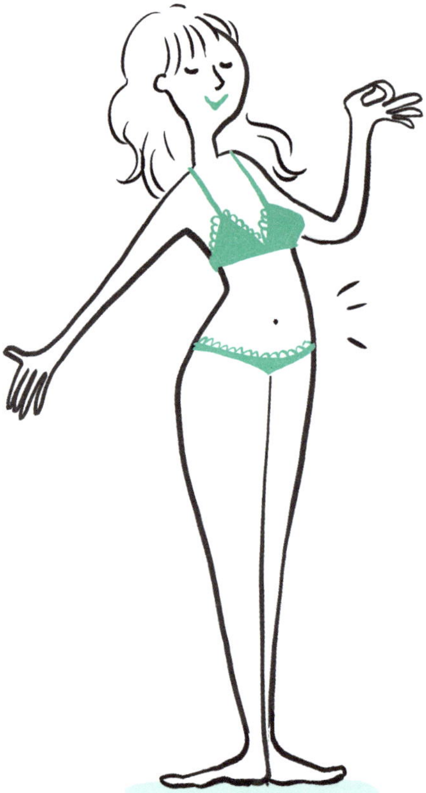

Les abdos sont au milieu du corps. Ils ont un rôle central tant sur le plan esthétique que sur le plan physiologique.

→ **Sur le plan esthétique,** des abdos toniques donnent un **ventre plat** et une **taille fine.** Mais ils sont aussi la clé d'une belle posture, car nos abdominaux les plus profonds s'insèrent dans la colonne vertébrale.

→ **Sur le plan physiologique,** de bons abdos sont essentiels pour **bien digérer.** À chaque contraction de vos muscles, c'est une centaine de microcontractions qui massent vos intestins et les aident à éliminer les déchets. Une aide précieuse pour limiter les ballonnements et favoriser un ventre plat.

Quant aux fessiers, ils font partie des muscles les plus puissants du corps avec ceux des cuisses, les quadriceps. Tout comme les abdos, ils permettent de limiter les maux de dos. D'où l'intérêt de les solliciter un maximum grâce à différents exercices !

LA GRANDE FAMILLE DES ABDOS

Le grand droit : c'est la partie visible des abdos, la fameuse tablette de chocolat ! Ce long muscle superficiel s'accroche sur le sternum et les 5e, 6e et 7e côtes, et descend à la verticale jusqu'au pubis. Il a pour rôle de nous faire pencher vers l'avant.

Le muscle transverse : nous ne pouvons pas le voir, car il fait partie des muscles profonds. Il se situe sous le grand droit et s'accroche à la colonne vertébrale. C'est notre gaine naturelle qui retient nos organes. La clé d'un ventre plat. Comment le percevoir ? En toussant ou en contractant le périnée ! Au fur et à mesure de votre lecture, vous allez faire sa connaissance !

Les petits obliques : de chaque côté de la taille, ils proviennent des quatre dernières côtes et viennent s'attacher sur la hanche et un peu sur le bas du dos. Ils ont plusieurs rôles : l'inclinaison du buste, sa rotation. Lorsque votre bassin ne bouge plus, ils permettent de pencher le buste sur l'avant, aidant ainsi le grand droit. Ils jouent aussi un rôle lors de l'expiration.

Les grands obliques : ils couvrent le devant et le côté du ventre, de chaque côté de la taille. Ils s'insèrent sur les sept dernières côtes et viennent s'attacher sur la crête iliaque, l'os de la hanche sur le côté. C'est grâce à eux que l'on peut pencher le buste sur le côté.

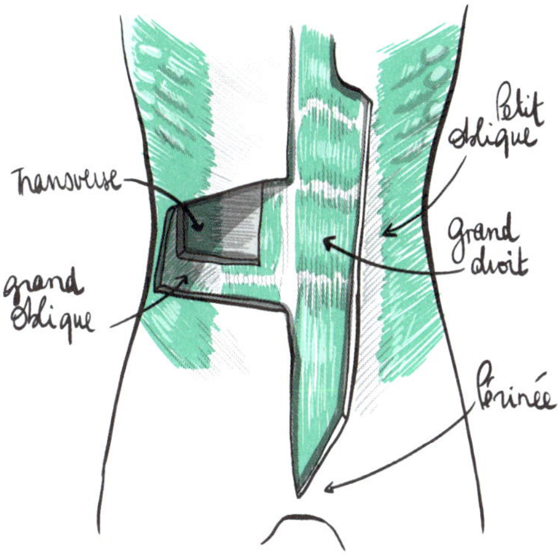

Le périnée : c'est le plancher de notre corps. Parallèle au sol, il s'insère sur le coccyx et vient se terminer sur le pubis. Imaginez un hamac composé de plusieurs faisceaux musculaires, qui retient les organes et les préserve des chocs. Lors du travail des abdos, il doit être constamment sollicité.
Pour vous aider à le visualiser, imaginez un ascenseur qui monte plus vous le contractez. Je dis souvent qu'il y a 3 étages : le premier étage est l'étage de base ; vous devez le contracter lors de la marche. Les deuxième et troisième étages seront sollicités lorsque vous ferez vos exercices.

LA GRANDE FAMILLE DES FESSIERS

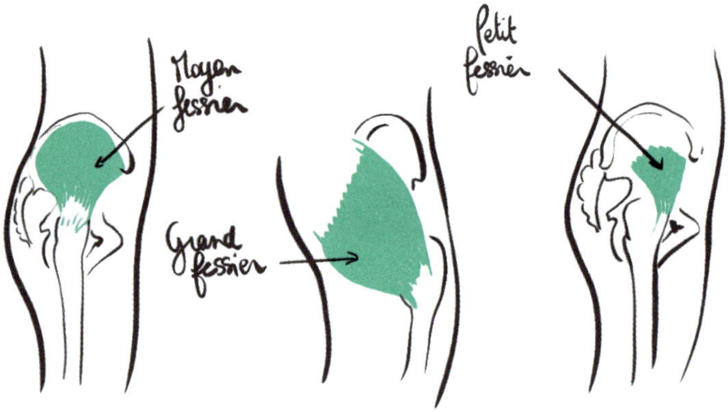

Le grand fessier : c'est un muscle très charnu qui recouvre toute la fesse. Il commence sur la hanche, le sacrum et le coccyx, puis vient s'accrocher en diagonale sur le côté et l'arrière du fémur (l'os de la cuisse). Il est le muscle le plus volumineux et le plus puissant du corps ! C'est grâce à lui que l'homme préhistorique a pu se redresser. Son rôle est de permettre l'extension de la hanche (pour la marche par exemple ou les battements arrière) et la rotation de la cuisse vers l'extérieur (pensez aux ballerines).

Le moyen fessier : c'est un muscle épais en forme d'éventail, situé sur le côté de la hanche. C'est grâce à lui que votre fesse est arrondie ! Il sert à écarter la jambe ou à faire un pas de côté, ainsi qu'à tourner la cuisse vers l'extérieur, à nouveau comme dans la première position en danse classique. Dans ce livre, vous verrez qu'il y a beaucoup d'exercices tirés de ma pratique de la barre au sol.

Le petit fessier : celui-ci est épais, aplati et triangulaire. Très profond, il se cache sur la face extérieure du bassin et est recouvert par le moyen fessier. Sa contraction permet de refermer les jambes, de monter le genou et de tourner la cuisse vers l'intérieur.

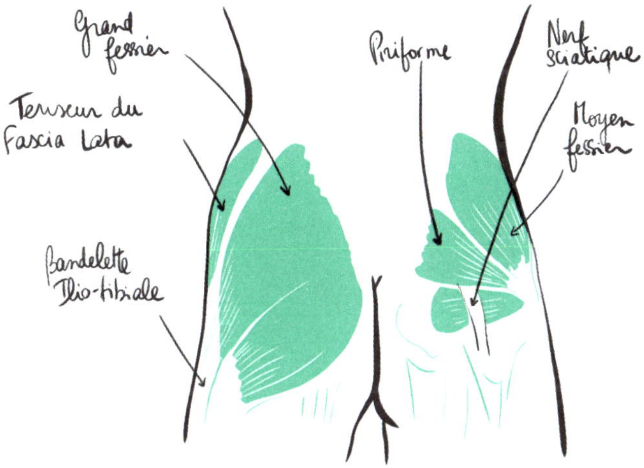

Les lombaires : ces muscles sont des muscles extenseurs de la colonne vertébrale, ils redressent le dos. Ils s'insèrent dans les dernières côtes et descendent jusque sur le sacrum. Ils sont donc étroitement liés avec la contraction des fessiers. Leur rôle est multiple : quand le mouvement est d'un seul côté, ils provoquent une inclinaison latérale du buste. Mais ils permettent aussi la rotation du buste.

Les pyramidaux ou piriformes : ce sont des muscles petits et puissants qui se trouvent dans le bassin. Ils sont souvent responsables des problèmes de sciatique. Leur rôle est de stabiliser les hanches, d'ouvrir et de monter les genoux. Ils partent de l'intérieur du sacrum pour aller s'accrocher sur la partie supérieure de notre fémur (le grand os de la cuisse). Vous les sentez travailler lors de l'exercice du petit chien, lorsque vous êtes à quatre pattes !

COMMENT BIEN SE PLACER ?

Tous ces muscles forment ce que j'appelle « la maison ».
À chaque mouvement, la maison doit être verrouillée :

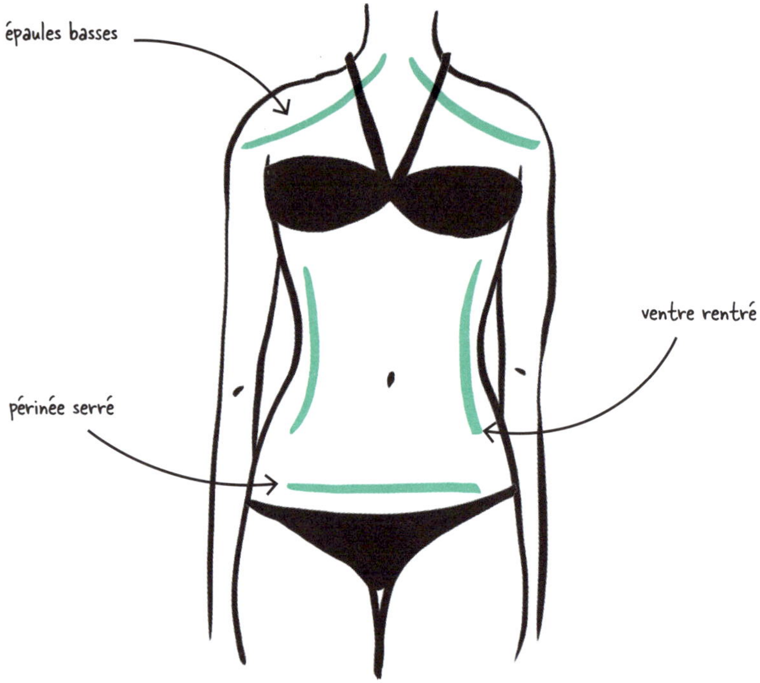

BON À SAVOIR

Une maison verrouillée vous préservera des maux de dos et des mauvais placements lors de vos séances de gym.

DES FESSES DE RÊVE SI JE VEUX !

ADIPEUSE, AQUEUSE OU FIBREUSE ?
Faites le point sur votre type de cellulite pour mieux la déloger.

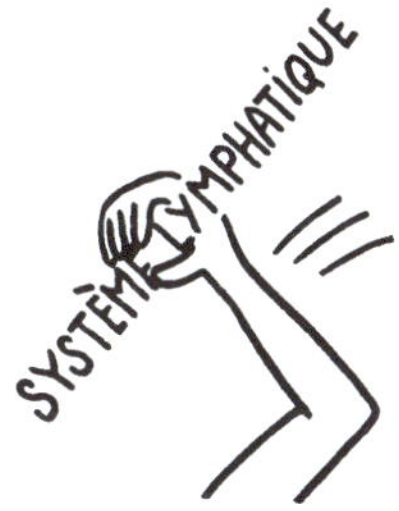

SURVEILLEZ VOTRE ALIMENTATION : fuyez les mauvaises graisses et les sucres pour éviter de faire des stocks d'adipocytes.

N'OUBLIEZ PAS de vous redresser en gardant votre maison verrouillée, que vous soyez assise ou debout : un réflexe pour avoir une bonne posture !

GOMMEZ VOTRE CORPS au moins une fois par semaine pour éliminer les cellules mortes et faire peau neuve. Un geste qui relancera votre système lymphatique !

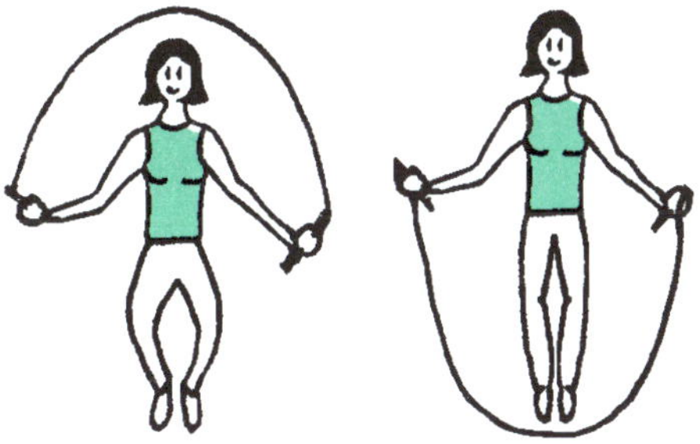

FAITES 10 MINUTES DE CORDE À SAUTER PAR JOUR POUR DÉGOMMER VOTRE CELLULITE !

ADOPTEZ LES RÉFLEXES ANTICELLULITE

Nous sommes toutes concernées par ce fléau interplanétaire.
Alors, sans perdre 1 minute de plus, voici ce que vous devez savoir pour la combattre.

REPÉREZ VOTRE TYPE DE CELLULITE

Est-elle adipeuse ? Bien souvent, la cellulite est liée à un problème de surpoids ou de morphologie qui prend facilement du gras : au toucher, votre cellulite semble molle et lorsque vous vous pincez, c'est indolore. Vous retrouvez cette cellulite généralement sur les cuisses, les fesses, le ventre et les hanches.

Ou peut-être aqueuse ? Parfois appelée la cellulite de la mince, elle engendre souvent une mauvaise circulation sanguine et lymphatique, avec à la clé une rétention d'eau et des dérèglements hormonaux. Au toucher, elle est souple et se trouve plutôt sur les mollets, les bras et les cuisses.

Alors fibreuse ? En d'autres termes, elle colle à votre corps et est présente depuis très longtemps, si bien qu'elle est douloureuse au pincement et assez dure. Cette cellulite étouffe les tissus conjonctifs et affecte la bonne circulation sanguine qui se trouve « étouffée ». Vous la retrouvez bien souvent sur les fesses, autour des genoux et sur les cuisses.

DIMINUEZ LES GRAISSES ET LE SUCRE

Privilégiez les viandes maigres, les steaks à 5 % de matières grasses et évitez les entrecôtes, l'agneau.

Zappez les saucisses bien grasses, les boudins, et n'abusez pas des charcuteries comme le saucisson ou les rillettes. Plus vous éviterez ces mauvaises graisses et plus votre cellulite se sentira obligée de disparaître ! Vous diminuerez ainsi les stocks de vos adipocytes.

Favorisez les légumes verts et le poisson, et limitez les sucreries et les féculents à tous les repas ! Ainsi, vous obligerez votre corps à brûler vos graisses et drainerez tout votre organisme.

Enfin, buvez beaucoup d'eau.

BYE BYE LA CELLULITE !

SECOUEZ VOTRE CORPS !

L'un des meilleurs exercices pour éliminer la cellulite, c'est **la corde à sauter.** Faites-en un peu tous les jours au début, puis placez de temps en temps quelques exercices de corde lors de vos séances de gym. Essayez progressivement de faire **des séances de 10 minutes** en tout. Pas 10 minutes non-stop mais en plusieurs séries. Vous verrez, c'est **ultra-efficace** pour faire disparaître la **cellulite !**

METTEZ-VOUS AU JOGGING

C'est la même chose qu'avec la corde à sauter : plus vous secouez vos tissus, mieux c'est ! En courant, **vous accélérez votre circulation sanguine et boostez votre métabolisme, donc la combustion des graisses.** Commencez par courir 8 minutes, puis marchez rapidement le temps de récupérer, et recommencez le jogging pendant 8 minutes. **Répétez ce principe 2 ou 3 fois** et revenez tranquillement en marchant. Vous allez sentir vos cuisses, votre ventre et vos fessiers vous démanger.

LIMITEZ LES BOISSONS SUCRÉES ET LES SUCRERIES

Surtout après 17 heures, c'est l'apparition de cellulite à coup sûr ! Ménagez vos fesses et **pensez à les masser d'une main ferme !** Buvez de la **chlorophylle liquide** toute la journée pour éliminer la cellulite, et, foi de Julie, **ne mélangez jamais les protéines et les glucides** au sein d'un même repas.

UNE ENVIE SOUDAINE DE CRAQUER ?

N'allez pas ruiner tous vos efforts en vous jetant sur la boîte de biscuits, **anticipez vos fringales.** Pour satisfaire vos envies intempestives de gras ou de sucré, pour calmer votre faim, **une poignée de graines** (amandes, noisettes) accompagnée d'**un thé** suffit. Prenez le temps de **bien mâcher !**

AU REVOIR CELLULITE

MON PALPER-ROULER POUR METTRE TOUTES LES CHANCES DE VOTRE CÔTÉ

Voici deux techniques de palper-rouler qui activeront votre circulation sanguine et viendront à bout – à condition de persévérer – de ce petit gras bien installé.

MASSAGE CIAO P'TIT GRAS !

À répéter aussi souvent que possible

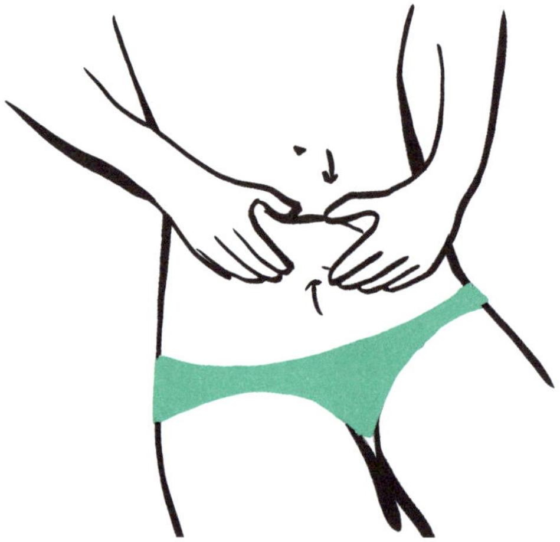

À la sortie de la douche, appliquez une crème ou une huile anticellulite sur votre ventre et la taille. Ensuite, à l'aide de vos doigts et de votre pouce, formez une pince pour attraper la peau et démarrez au niveau de votre poignée d'amour, puis roulez votre peau sous les doigts en direction de votre nombril. Recommencez de l'autre côté et effectuez des lignes horizontales sur tout votre ventre, en roulant bien votre peau pour casser les cellules graisseuses. Puis partez du bas du ventre et remontez de la même façon en roulant la peau sous vos doigts pour former des lignes verticales. Faites ainsi une dizaine d'allers.

À la fin de votre massage, votre ventre sera un peu rouge, signe que vous aurez bien activé votre circulation sanguine !

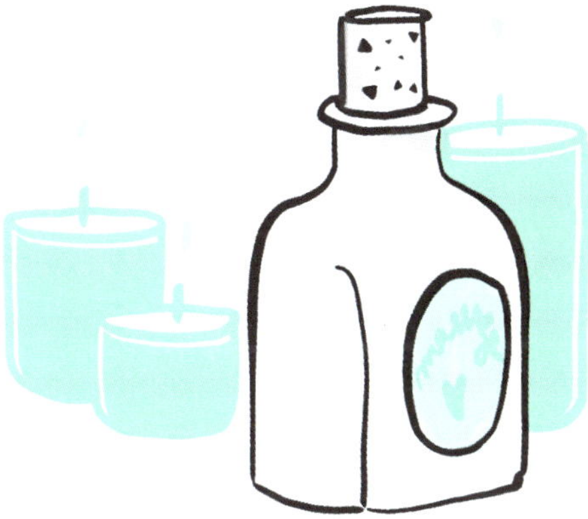

POURQUOI ÇA ME FAIT DU BIEN

Ce type de massage permet de casser les cellules graisseuses et d'accélérer votre circulation sanguine. Faites-le tous les jours pour constater rapidement un maximum de résultats ! À la clé, un grain de peau affiné et une peau hydratée.

LE P'TIT TRUC EN PLUS

Préférez faire vos massages à la sortie de la douche, lorsque la peau est attendrie et prête à recevoir des soins. Lait hydratant, crème ou huile anticellulite, c'est votre ventre et vos fesses qui vont être contents de l'attention que vous leur portez !

MASSAGE JOLIES FESSES

Idéalement tous les jours

À la sortie de la douche, appliquez une crème ou une huile anticellulite sur vos fesses en faisant de grands cercles.
À l'aide de vos doigts et de votre pouce, formez une pince pour attraper la peau et démarrez par le bas d'une fesse. Roulez votre peau en allant vers le haut de la fesse puis recommencez en effectuant ligne après ligne verticale pour travailler toute la fesse. Faites une dizaine d'allers, toujours en direction du cœur, pour favoriser l'élimination, avant d'attaquer l'autre fesse.

MASSEZ VOTRE VISAGE EN DOUCEUR

VOTRE VISAGE A BESOIN D'UN PEU D'EXERCICE !

Pour activer la circulation sanguine de votre peau, réveiller vos muscles en douceur et éliminer des rides... En plus, ça donne bonne mine !

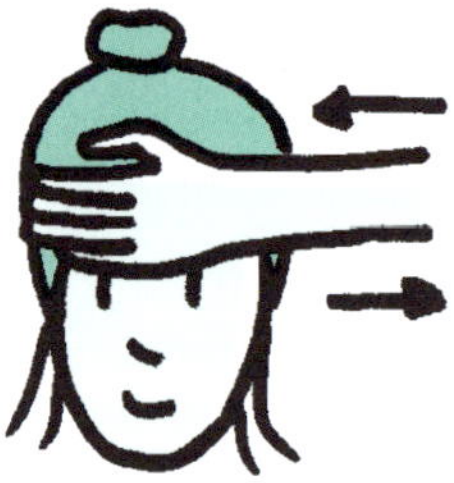

1 Frottez votre front avec le plat de votre main de droite à gauche une dizaine de fois.

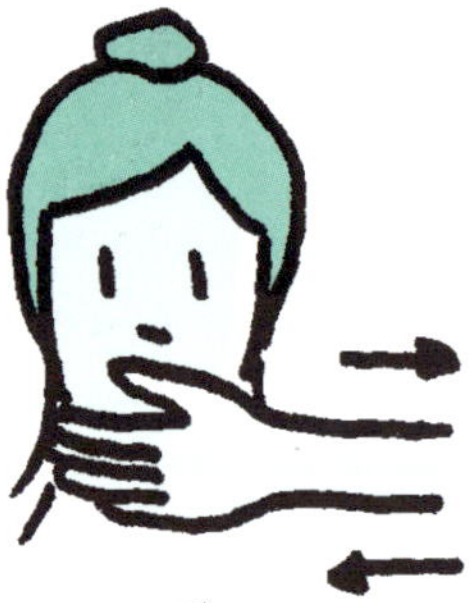

2 Puis frottez-vous le menton de la même façon.

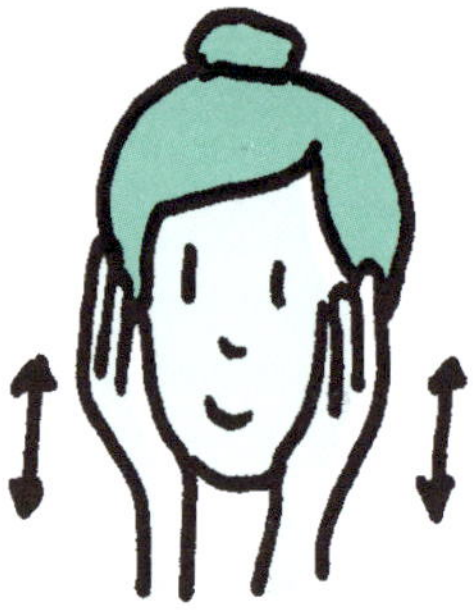

3 Puis, avec le plat des deux mains, frottez vos joues, du haut vers le bas.

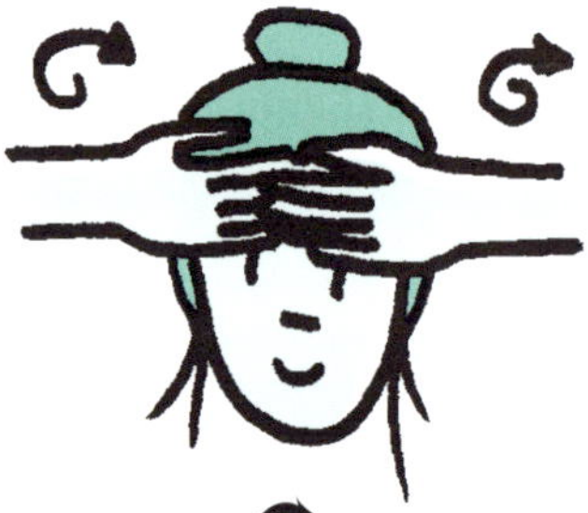

4 Faites ensuite des cercles autour de vos yeux en passant au-dessus de vos sourcils.

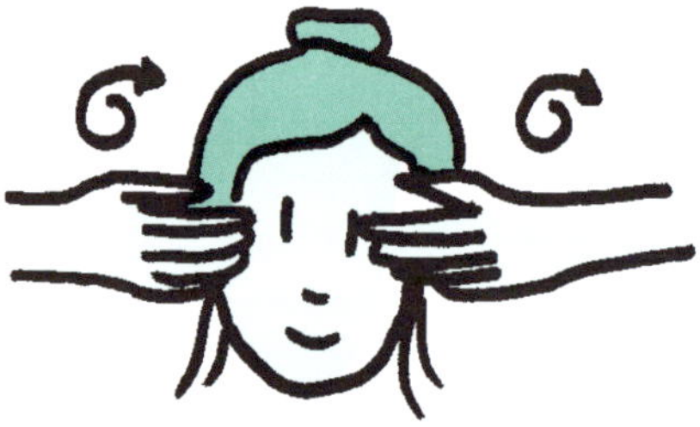

5 Terminez en dessinant de petits cercles sur les pommettes, 5 fois.

PRENEZ SOIN DE VOUS

Il n'y a pas que le physique qui compte ! Il suffit parfois de prendre soin de soi, de sa peau de ses organes et de tout ce qui fait que nous sommes des femmes sexy et belles sans pour autant afficher une taille mannequin !

UNE PEAU IMPECCABLE

Faites régulièrement des masques gommants et des cures d'aloé véra, bons pour le teint et l'hydratation de la peau.

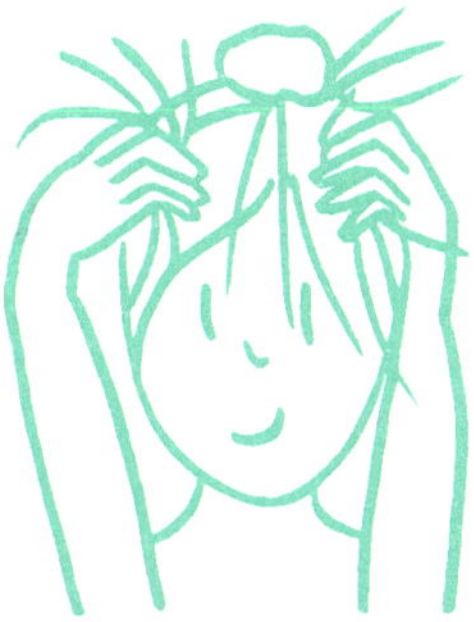

UN BON TRANSIT

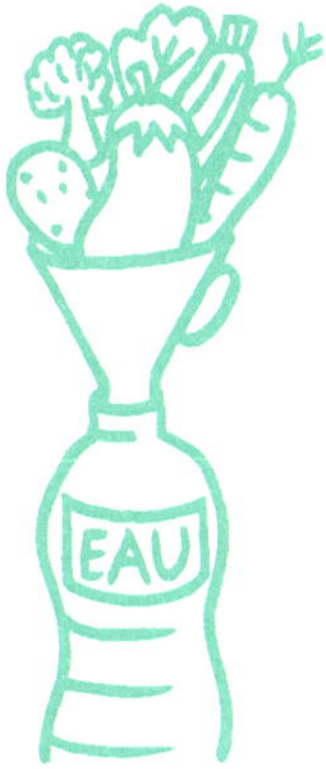

Ajoutez à votre bouteille d'eau de la chlorophylle liquide : 2 cuillerées à soupe sont l'équivalent d'un kilo de légumes ! Grâce à ce breuvage, vous aidez votre corps à lutter contre l'acidité due à une alimentation riche en sucre, vous favorisez la perte de poids et le maintien de votre ligne. Et puis la chlorophylle, c'est l'alliée anticellulite et confort digestif par excellence. À vos bouteilles !

DES CHEVEUX AU TOP

Peu importe la longueur ou la coupe, l'essentiel est de les entretenir et de stimuler votre cuir chevelu. Pour cela, glissez vos doigts sur votre crâne et frictionnez votre cuir chevelu rapidement. Vous devez sentir que cela chauffe et que votre énergie circule. Comptez jusqu'à 30. Idéal pour la pousse des cheveux, car vous aidez les cheveux morts à tomber et le cuir chevelu à s'oxygéner, se fortifier. À la clé, un vrai moment de détente, moins de migraines, moins de tensions et l'esprit clair !

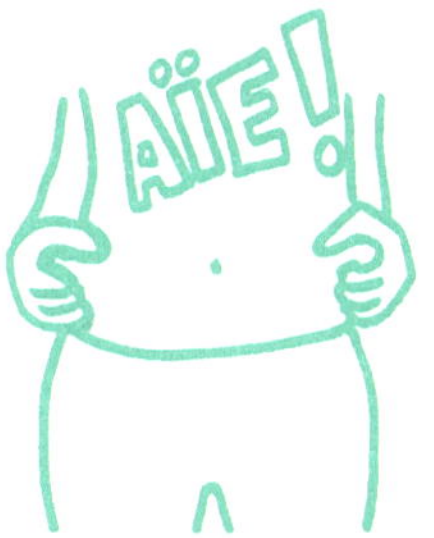

UNE PEAU SANS CELLULITE

Tous les matins, faites-vous un petit palper-rouler après la douche. Au moment d'appliquer votre lait hydratant ou huile minceur, pincez votre peau entre votre pouce et vos index et majeur. Si vous commencez par les cuisses, partez de l'intérieur de votre genou vers l'extérieur en remontant progressivement jusqu'aux fesses. Cela pince un peu, mais justement, c'est quand ça pince que vous aidez les capitons à se vider ! Un jour les fessiers, un autre les bras, puis les cuisses, les mollets, le ventre et le bas du dos !

RÉVEILLEZ VOTRE VISAGE

Constitué de nombreux muscles, votre visage a lui aussi besoin d'être travaillé pour resplendir. Voici quelques exercices pour vous donner bonne mine et limiter l'installation des marques du temps.

RÉVEILLEZ VOTRE VISAGE

Nous l'avons déjà dit, cela doit devenir un geste automatique au réveil. Frottez vos deux mains l'une contre l'autre pendant 5 secondes. Posez-les sur votre visage durant une dizaine de secondes pour bien sentir la chaleur qui s'en dégage. Reprenez l'exercice p. 6. En le faisant chaque matin, vous stimulerez la circulation sanguine de votre visage, échaufferez vos muscles et repulperez votre peau.

DÉTENDEZ VOTRE VISAGE

Pour détendre les mâchoires, les muscles autour de la bouche et accélérer la circulation, faites l'exercice du cheval ! Inspirez par le nez, la bouche fermée, puis expirez par la bouche en rentrant votre ventre et en laissant vibrer vos lèvres le plus longtemps possible. Recommencez cette expérience ludique aussi souvent que nécessaire ! L'expiration doit toujours être plus importante que l'inspiration. Répétez 6 à 8 fois l'exercice.

ESSAYEZ L'ACUPRESSION

Rien de tel que ces petites pressions sur le visage pour le tonifier et le déstresser en même temps. Placez l'index et le majeur de chaque main au sommet de votre crâne. Avec vos pouces, commencez par faire de petites pressions juste au-dessus de vos sourcils. Partez de l'intérieur pour aller vers l'extérieur de vos sourcils. Recommencez 3 fois, puis faites de même en pressant cette fois-ci sous le sourcil. Les points peuvent parfois être douloureux sur le moment, mais vous sentirez le soulagement juste après. Faites cet exercice quand vous sentez l'arrivée d'une migraine ou en cas de fatigue.

LE CHIEN RENVERSÉ

Un exercice pour bien irriguer votre cerveau, mais pas seulement !

X3 RÉPÉTITIONS

1

Les pieds serrés, descendez toucher le sol avec vos mains, même si vous avez besoin de plier les jambes. Avancez ensuite les mains pour venir en planche, le dos plat.

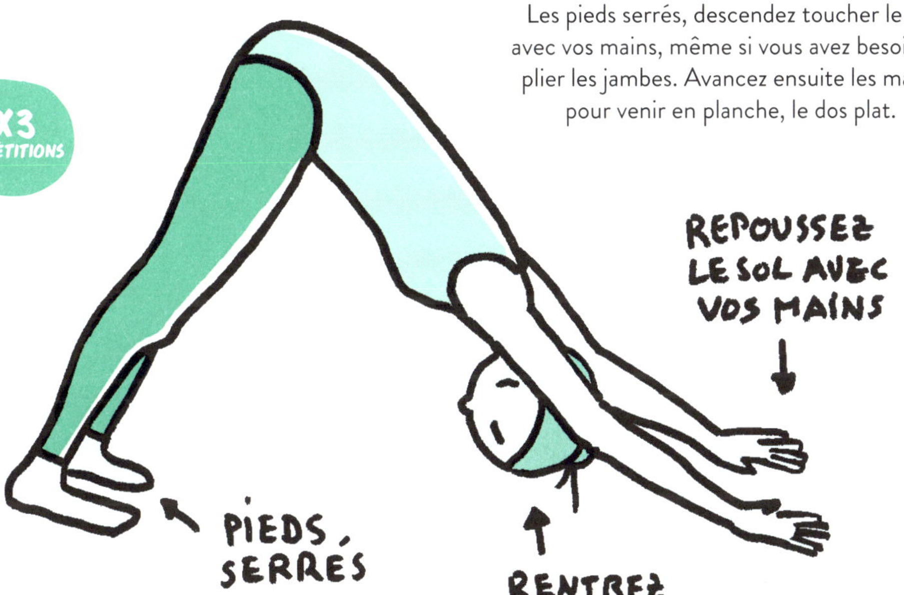

2

Repoussez le sol avec les mains et montez les fessiers en direction du plafond. Essayez de toucher le sol avec vos talons.

3

Rentrez la tête en direction de vos genoux et maintenez la posture le temps de 5 respirations par le nez.
Vous allez sentir le sang monter dans votre tête et vos muscles du visage se relaxer.
En plus de travailler la souplesse du dos et des jambes, cette posture est idéale pour lutter contre les rides !

LE POISSON

On n'a pas trouvé mieux que le poisson pour faire disparaître les rides autour de la bouche !

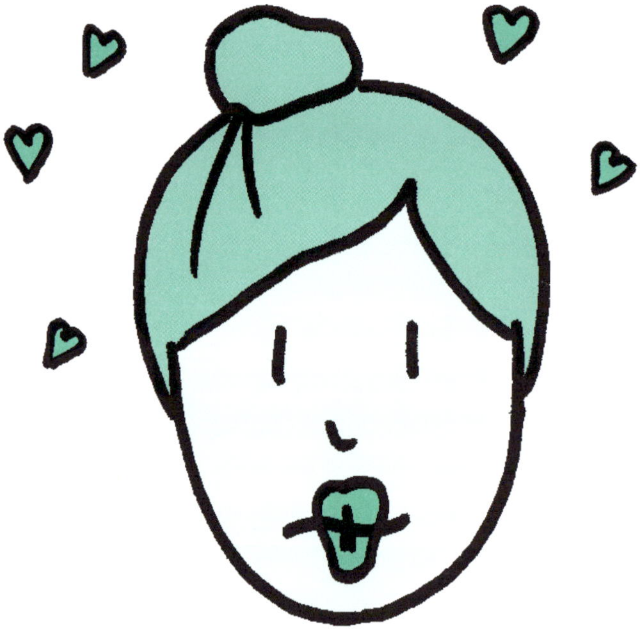

X3 RÉPÉTITIONS DE SUITE

1

Devant votre miroir, aspirez l'intérieur de vos joues lors de l'inspiration.

2

À l'expiration, par le nez, donnez des petits bisous à votre miroir.
Non, le ridicule ne tue pas ! Restez bien concentrée !

BIEN DANS VOTRE CORPS

ENTRETENEZ VOTRE SOUPLESSE

Plus vous serez souple, plus vous aurez les muscles toniques et limiterez les problèmes de dos. Debout, les pieds serrés, inspirez et montez les mains au-dessus de la tête. Expirez et venez toucher le sol avec vos mains, les jambes tendues. Rentrez bien la tête et respirez tranquillement. Puis fléchissez les genoux légèrement et déroulez la colonne vertébrale pour revenir debout. Recommencez 3 fois de suite. Prenez le temps de bien respirer.

MASSEZ VOS JAMBES

Pour avoir des jambes moins gonflées, drainez chacune de vos jambes en l'effleurant avec les deux mains, en partant de votre cheville et en remontant jusqu'au genou. À faire en fin de journée… après votre séance fitness !

UNE LIBIDO AU TOP

Rien de mieux pour garder une libido au top que de s'adonner le plus souvent possible à des ébats amoureux avec votre partenaire. Même en cas de fatigue, le rapport sexuel booste l'organisme et libère les énergies… alors, vous n'avez plus aucune excuse !

UN PORT DE REINE

Encore et toujours, tenez-vous bien droite, ça doit devenir un réflexe. Pour vous aider, imaginez un bol d'eau au sommet de votre tête lorsque vous marchez… Ça y est, vous marchez comme une reine !

UNE LIBIDO ÉPANOUIE

Il n'y a pas que le physique qui compte ! Il suffit parfois de prendre soin de soi, de sa peau de ses organes et de tout ce qui fait que nous sommes des femmes sexy et belles sans pour autant afficher une taille mannequin !

BOOSTEZ VOTRE SEX-APPEAL

Quitte à travailler votre cambrure, votre bonne humeur et votre plastique de rêve, autant booster aussi votre sex-appeal et votre libido ! Car, oui, grâce à l'exercice physique, vous avez le pouvoir de vous élever au rang de déesse du sexe ! Ça laisse rêveuse tout ça, alors ne perdez plus de temps, éveillez en vous le désir avec les exercices qui suivent, qui vont ouvrir vos chakras !

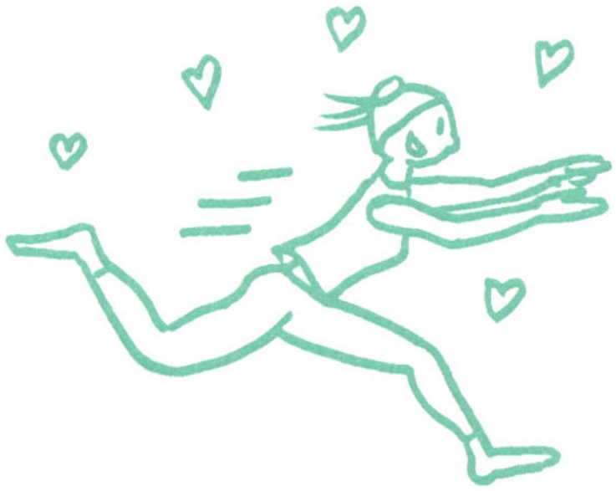

OUVREZ VOS CHAKRAS !

Le 1er chakra, le chakra racine, se trouve au niveau de votre périnée. Il est dirigé vers le bas. C'est la porte d'entrée qui nous relie à la terre. Il représente l'enracinement, la stabilité, l'identité physique, la survie. Le 2e chakra, le chakra sacré, se situe entre le nombril et le pubis. C'est le centre énergétique de la reproduction, la confiance en soi, la sexualité, les émotions et les sentiments. Ouvrez-les avec la posture de l'aigle (p. 117).

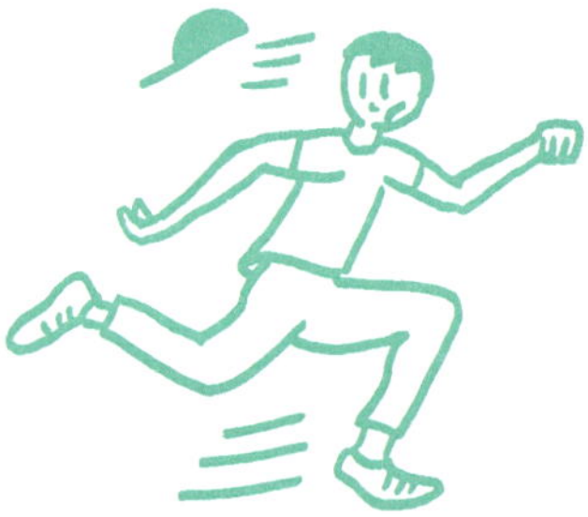

MUSCLEZ VOTRE PÉRINÉE

Le périnée est le muscle du plaisir. Plus vous travaillerez votre périnée, meilleur sera votre plaisir sexuel. Assise sur une chaise, les épaules basses, le dos droit et le ventre légèrement rentré, inspirez par le nez en ouvrant les côtes, expirez en contractant le périnée. Comptez 2 temps à l'inspiration, 4 temps en apnée et 4 temps à l'expiration. Vous devez sentir votre ventre se durcir et votre taille diminuer. Faites des séries de 5 respirations puis détendez-vous avant de reprendre une dernière fois.

STIMULEZ VOS ENDORPHINES !

Une bonne libido, ça se travaille. Plus vous serez régulière dans votre pratique sportive, plus vous sécréterez des endorphines, l'hormone du bonheur.

Vous serez détendue et beaucoup plus en phase avec votre corps. En bref, vous dégagerez des ondes sensuelles et sexy. Mais attention, je vous recommande une demi-heure d'activité physique par jour, pas plus, au risque de fatiguer votre organisme et de ne plus être dans les conditions optimales d'une déesse du sexe !

UNE CIRCULATION RELANCÉE

Malheureusement, les problèmes circulatoires touchent la majorité des femmes… Et plus la circulation laisse à désirer, plus nous laissons place aux petits capitons. Voici quelques exercices et astuces pour réactiver tout cela.

ANCREZ VOS PIEDS DANS LE SOL

Telle Vénus, marchez pieds nus chez vous. À chacun de vos pas, ouvrez bien les orteils et déroulez votre cheville. Plus vous prendrez le temps de faire cet exercice, meilleure sera votre circulation sanguine. Appliquez-vous à bien déplacer le poids de votre corps d'un pied à l'autre. Repoussez longtemps dans les orteils et grandissez-vous.
Marcher pieds nus permet de laisser circuler le sang, tous les petits muscles de vos pieds peuvent se détendre et se contracter naturellement. En appuyant bien la plante du pied au sol, vous amorcez le système naturel de pompe et favorisez la remontée du sang en direction du cœur.

FAITES TOURNER VOS CHEVILLES

Asseyez-vous sur une chaise, le dos bien droit, votre ventre et votre périnée serrés. Ramenez le genou droit à la poitrine et effectuez des cercles avec votre cheville droite. Faites 20 cercles dans un sens puis 20 dans l'autre sens. Pensez à bien inspirer par le nez et souffler par la bouche. Reposez ensuite le pied droit et ramenez le genou gauche à la poitrine. Faites à nouveau les cercles dans les 2 sens. L'idéal est de faire cet exercice 2 fois, au bureau ou en rentrant le soir à la maison après la séance de marche pieds nus.

RENDEZ VOS JAMBES LÉGÈRES, LÉGÈRES…

Une fois sortie de la douche, appliquez votre crème ou huile pour le corps en effleurant vos jambes. Partez de votre cheville et effectuez de petits cercles avec la paume de vos mains en remontant progressivement le long de la jambe jusqu'au genou. Attrapez ensuite votre cheville avec une main, puis remontez en effleurant doucement jusqu'au genou, et, enfin, alternez main droite et main gauche. Vous allez ressentir de la légèreté dans vos jambes : 2 minutes de bien-être avant de commencer (ou de finir) une grosse journée !

LE CORDONNIER

Cet exercice ouvre l'aine, détend les jambes et laisse sortir les énergies. Il stimule aussi la circulation sanguine dans la région du bassin.

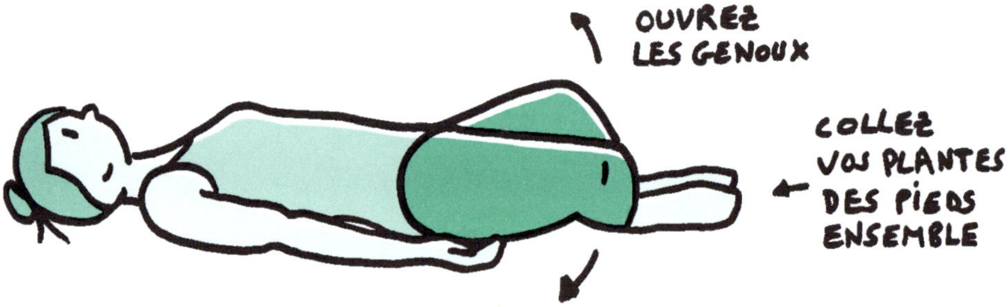

1

Allongez-vous sur le dos, posez les pieds au sol, genoux fléchis. Ouvrez les genoux vers l'extérieur en collant vos plantes des pieds ensemble.

X8 RÉPÉTITIONS

2

Montez les bras au-dessus de la tête en gardant les mains ensemble. Inspirez, expirez par le nez. Détendez-vous et recommencez. Vous devez sentir l'intérieur de vos jambes s'étirer, votre cage thoracique se détendre. Une posture très agréable à réaliser en fin de journée !

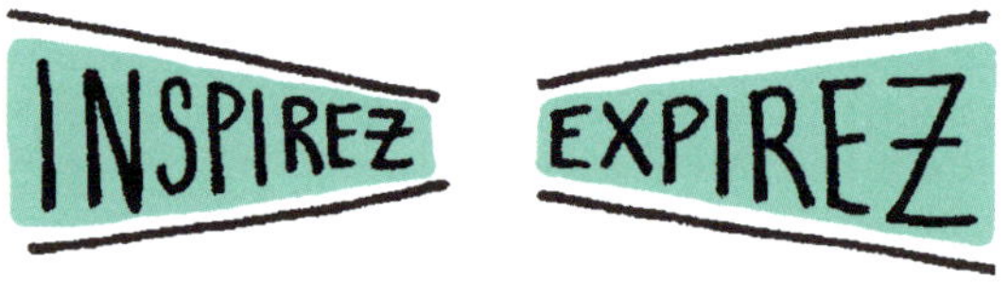

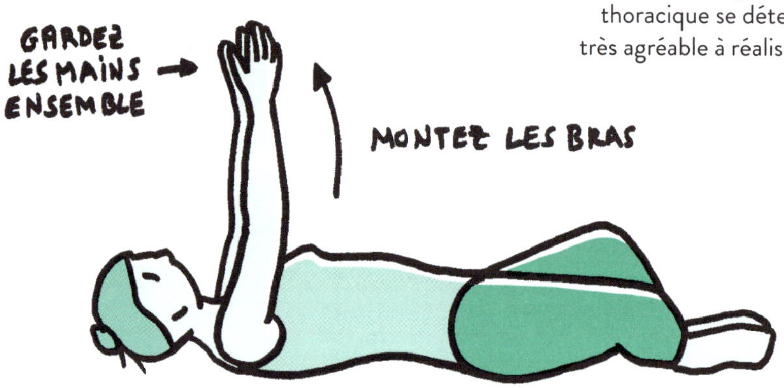

LA BALLERINE

Cet exercice renforce vos chevilles ainsi que leur souplesse.
Il fait également travailler l'intérieur des cuisses, les mollets et active la circulation.

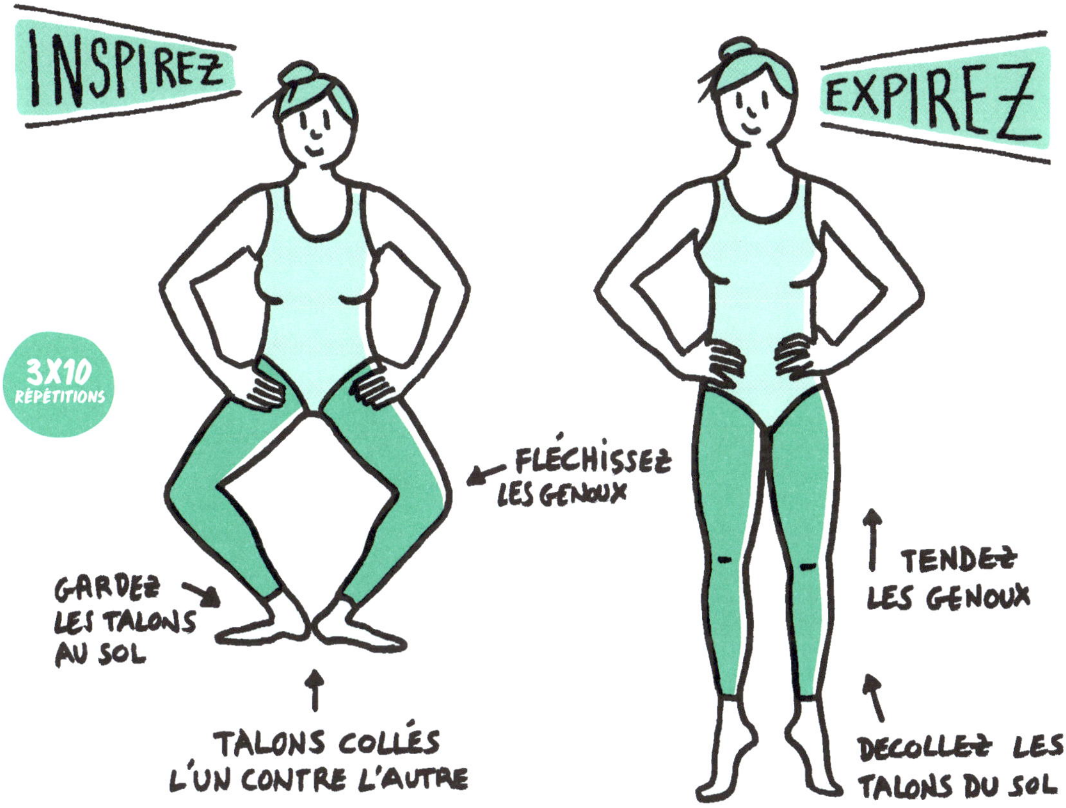

1

Debout, les pieds en première, c'est-à-dire les talons collés l'un contre l'autre et les pointes des pieds tournées vers l'extérieur, serrez le ventre et le périnée. Gardez les mains sur la taille ou placez vos bras tendus à l'horizontale. Inspirez et fléchissez les genoux en gardant bien les talons dans le sol.

2

Expirez lentement en décollant au maximum les talons du sol en tendant les genoux. Inspirez à nouveau avant de reposer les talons au sol et de fléchir les genoux.

LE KICK BACK

C'est l'un des meilleurs exercices pour les triceps.
Les bras qui bloblotent finiront par disparaître !

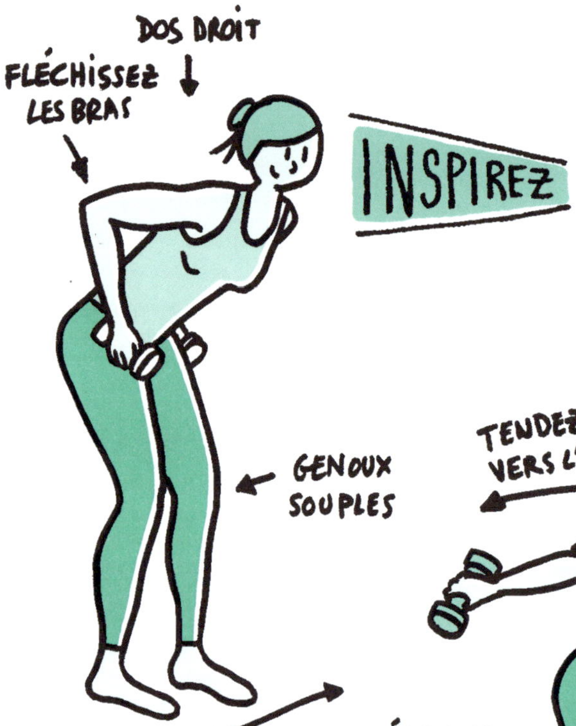

1

Debout, les pieds écartés de la largeur de vos épaules, les genoux souples et le buste droit mais un peu penché vers l'avant, attrapez vos haltères. Ramenez les haltères en fléchissant les bras de chaque côté de la taille. Inspirez sans bouger.

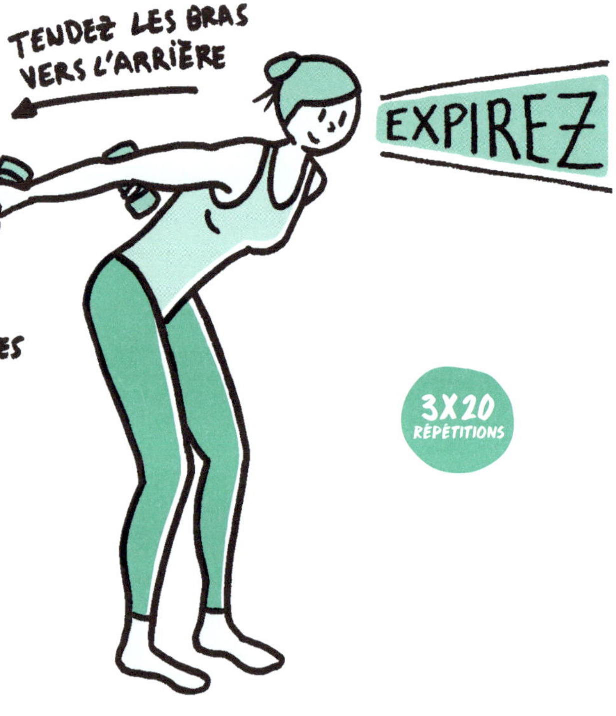

3X20 RÉPÉTITIONS

2

Expirez et tendez les bras vers l'arrière.
Vous devez bien sentir vos triceps et les muscles entre vos omoplates.

LE BICEPS CURL

Top pour avoir des bras sculptés sans volume mais qui font leur effet dans une petite robe sans manches ! Prenez des haltères de 2 kg minimum, 3 kg maximum. C'est aussi lourd que votre sac à main et c'est ainsi que vous progresserez sans prendre de volume.

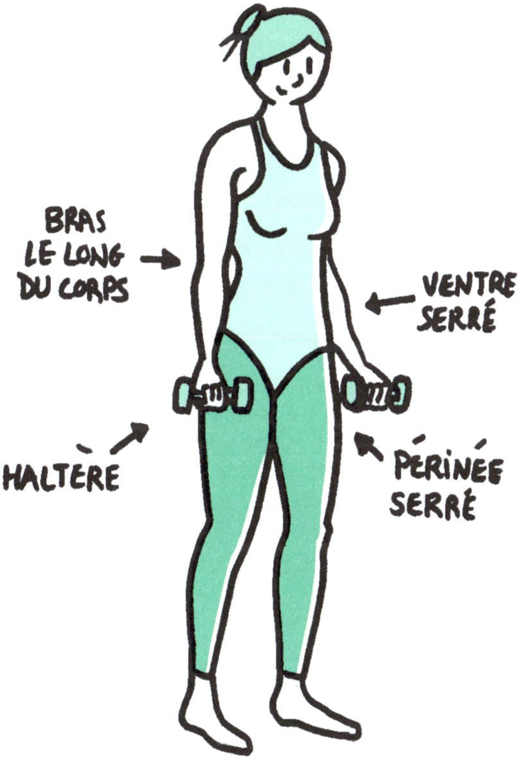

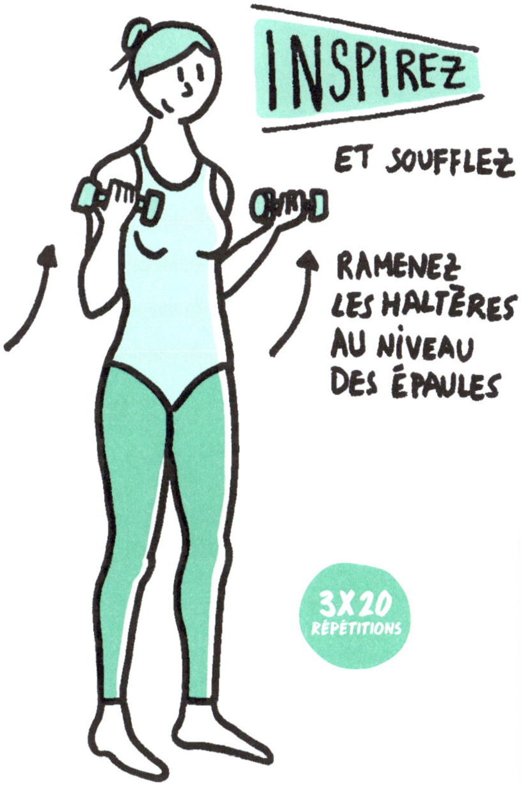

1

Debout, les jambes souples, un haltère dans chaque main, votre ventre et votre périnée serrés, les bras le long du corps.

2

Inspirez et soufflez en ramenant les haltères au niveau des épaules. Redescendez ensuite les bras en position de départ. Vos bras doivent gentiment brûler : c'est pour votre bien, les filles !

LES PRESSIONS DES MAINS

Un très bon exercice pour la poitrine et les bras... À vous les robes bustiers !

3X20
RÉPÉTITIONS

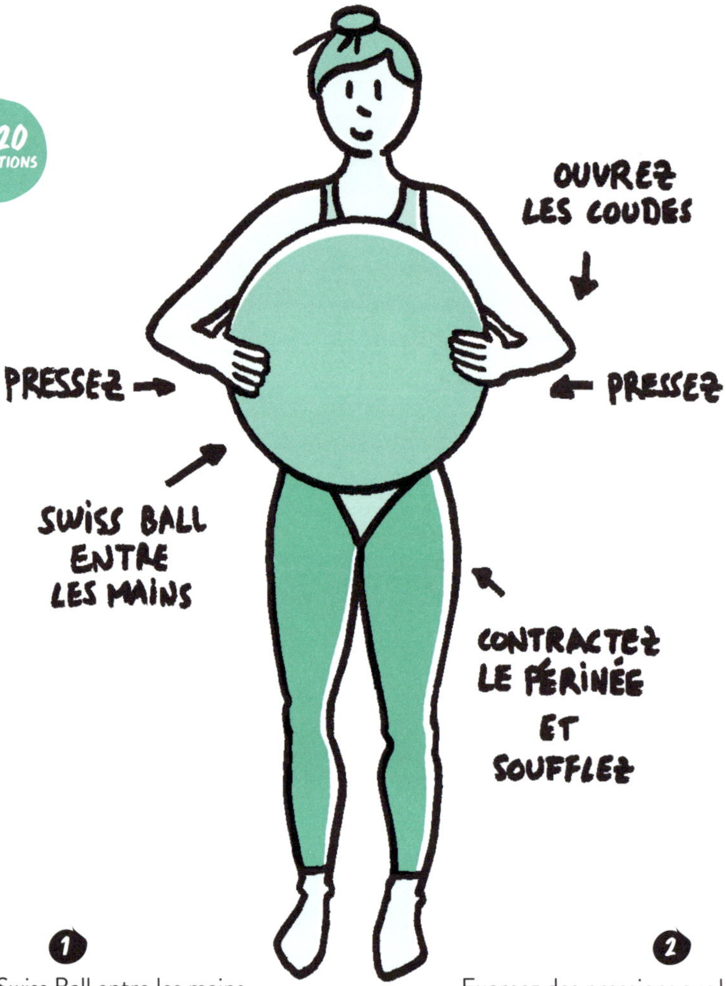

1
Debout, le Swiss Ball entre les mains, ouvrez les coudes comme si vous aviez des oursins sous les bras.

2
Exercez des pressions sur le ballon en vous redressant. À chaque pression, vous devez contracter votre périnée et souffler.

LA POSTURE DE L'AIGLE

Cette posture permet d'ouvrir les 1er et 2e chakras.
Elle stimule votre bassin et libère les énergies !

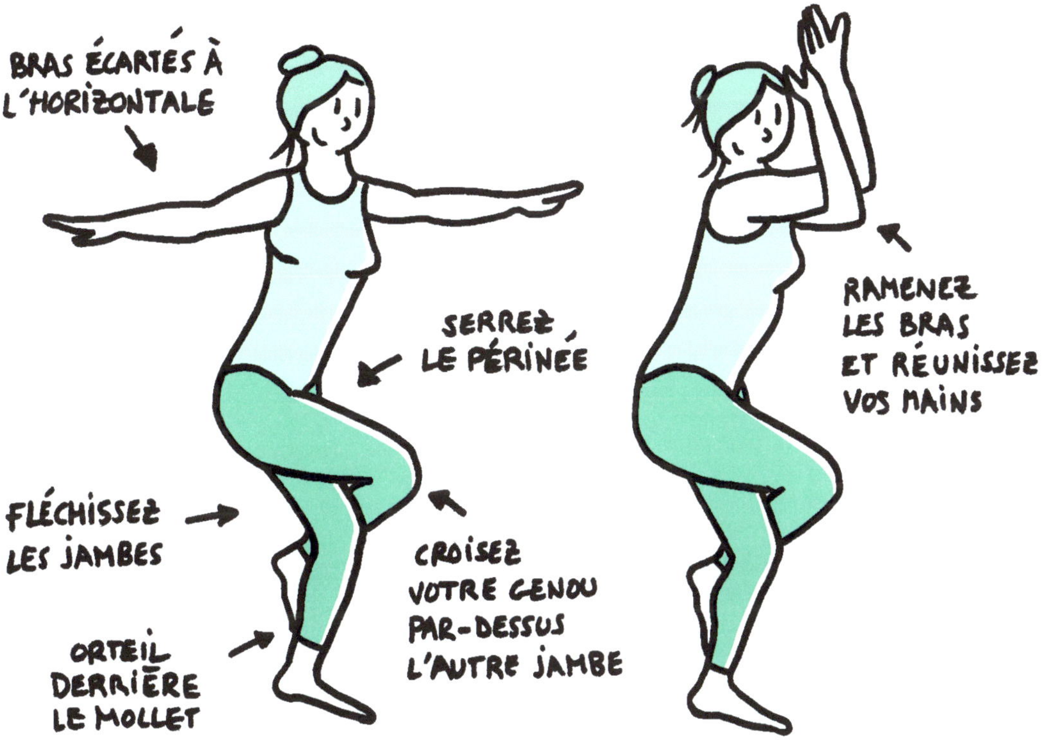
BRAS ÉCARTÉS À L'HORIZONTALE
SERREZ LE PÉRINÉE
FLÉCHISSEZ LES JAMBES
CROISEZ VOTRE GENOU PAR-DESSUS L'AUTRE JAMBE
ORTEIL DERRIÈRE LE MOLLET
RAMENEZ LES BRAS ET RÉUNISSEZ VOS MAINS

1

Debout, les bras écartés à l'horizontale, croisez votre genou droit par-dessus votre jambe gauche, que vous aurez préalablement fléchie. Calez les orteils de la jambe droite derrière le mollet gauche.
Pensez à serrer le périnée, sinon, c'est la perte d'équilibre assurée !

2

Ramenez les bras devant vous et passez le bras droit sous le coude gauche avant de réunir vos paumes de main face à face. Maintenez la position le temps de 4 à 5 respirations. Vous devez sentir que cela tire dans le haut du dos.
Faites la même chose avec l'autre jambe.

L'AIGLE GRACIEUX

Avec cet exercice, vous sculpterez vos bras et renforcerez votre posture.

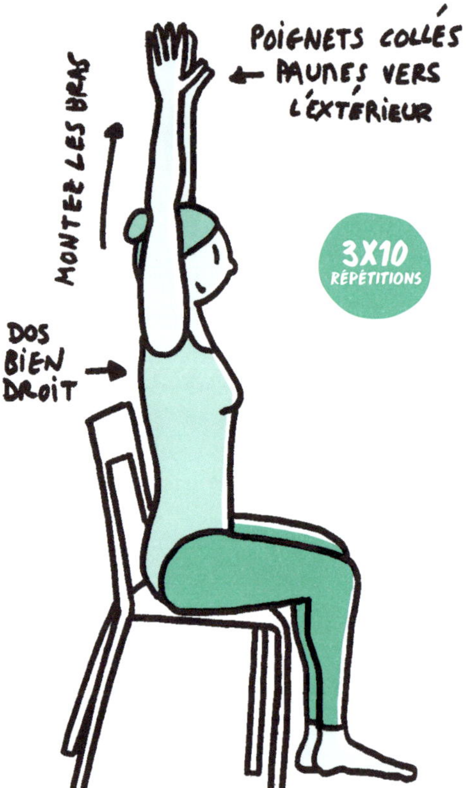

3X10 RÉPÉTITIONS

1

Assise sur une chaise, le dos bien droit, montez les bras au-dessus de la tête et collez vos poignets l'un contre l'autre, les paumes vers l'extérieur.

2

Inspirez et soufflez en descendant les bras à l'horizontale, comme si vous repoussiez les murs de chaque côté.

INSPIREZ ET SOUFFLEZ

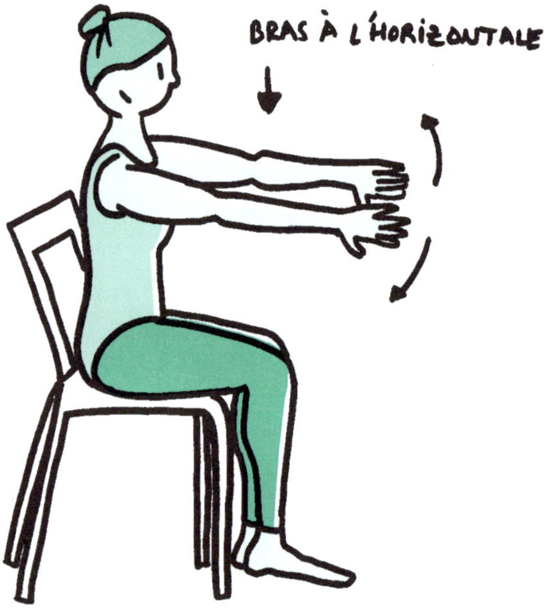

LE CHAT

Un exercice pour soulager toutes les tensions et renforcer vos muscles de la colonne.

1

À quatre pattes sur votre tapis, les genoux écartés de la largeur de votre bassin, baissez bien vos épaules et gardez le dos droit avant de commencer.
Inspirez par le nez en levant la tête et en creusant le dos.

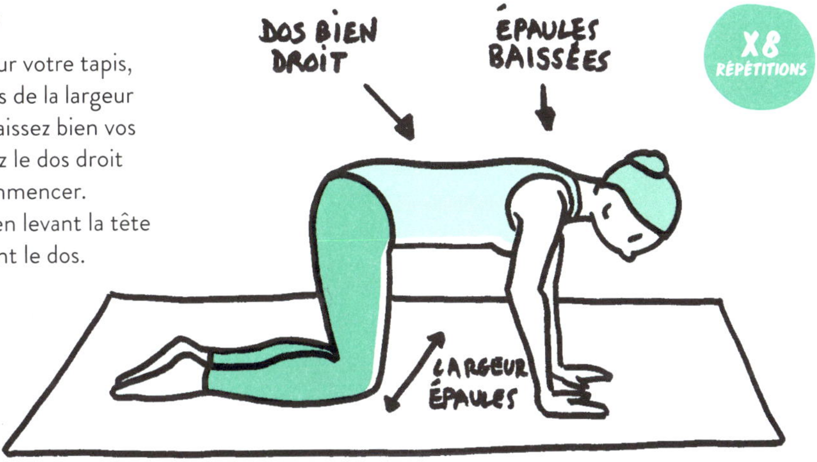

2

Expirez doucement par le nez et rentrez votre menton contre la poitrine de manière à regarder votre nombril. Arrondissez bien le dos en repoussant sur les mains.

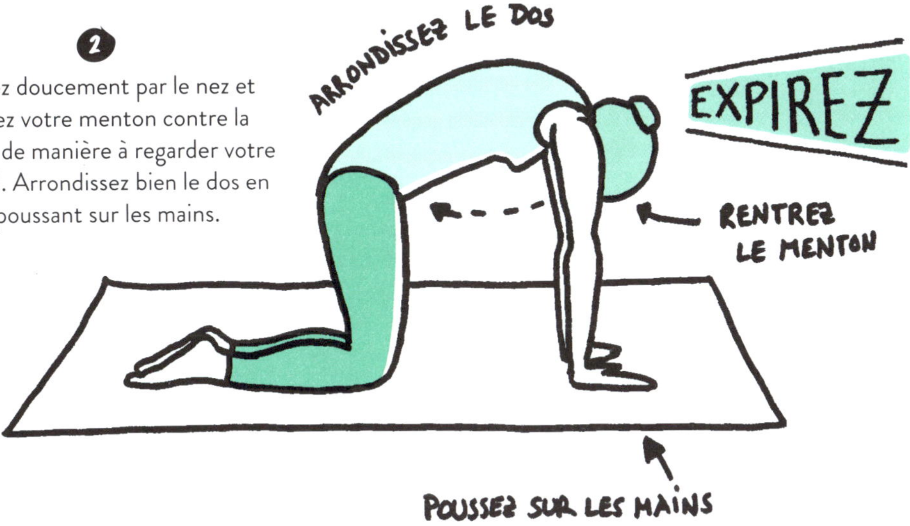
ARRONDISSEZ LE DOS
EXPIREZ
RENTREZ LE MENTON
POUSSEZ SUR LES MAINS

POUR ÊTRE AU TOP !

LA POSTURE DU TRIANGLE

Une posture extraordinaire pour les jambes, le dos, la taille et le bassin.

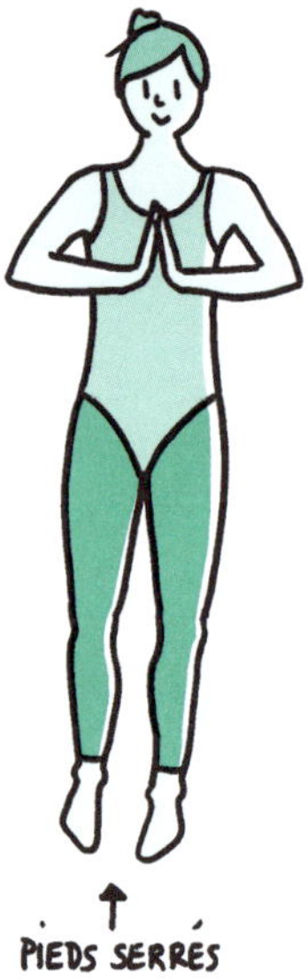

1

Démarrez les pieds serrés, les mains comme en prière devant vous.

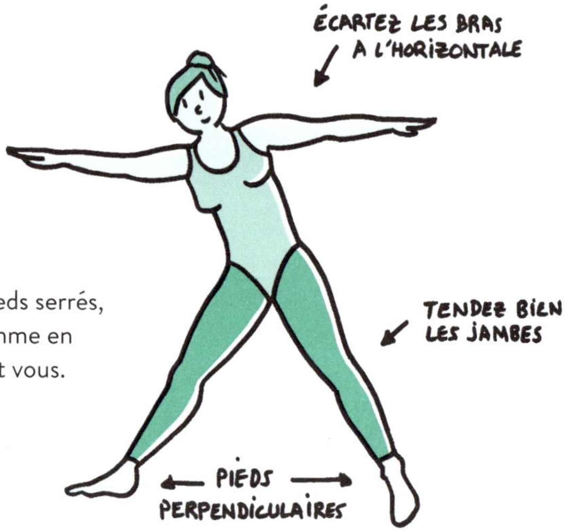

2

Reculez la jambe droite assez loin et tournez votre pied vers l'extérieur, histoire d'avoir les pieds perpendiculaires. Écartez vos bras à l'horizontale et tendez bien vos deux jambes.

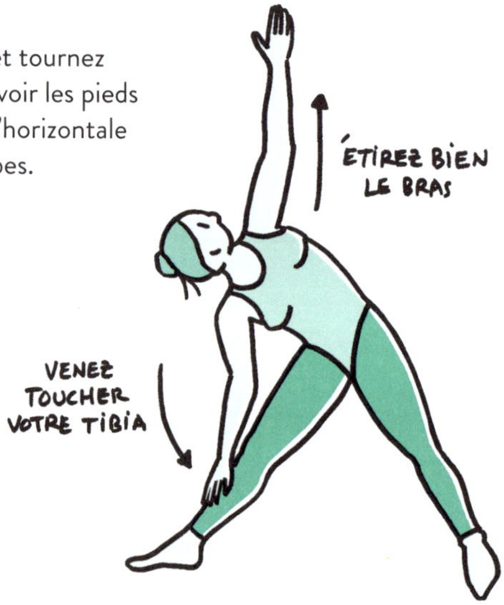

3

Avec votre main gauche, venez toucher votre tibia gauche, voire votre cheville. Étirez bien le bras droit vers le plafond et maintenez cette posture le temps de 5 respirations nasales. Vous devez sentir vos jambes s'étirer, ainsi que votre taille. Revenez ensuite dans la position de départ et recommencez, cette fois-ci avec le pied gauche en arrière.

TORSION

Pour soulager le nerf sciatique.

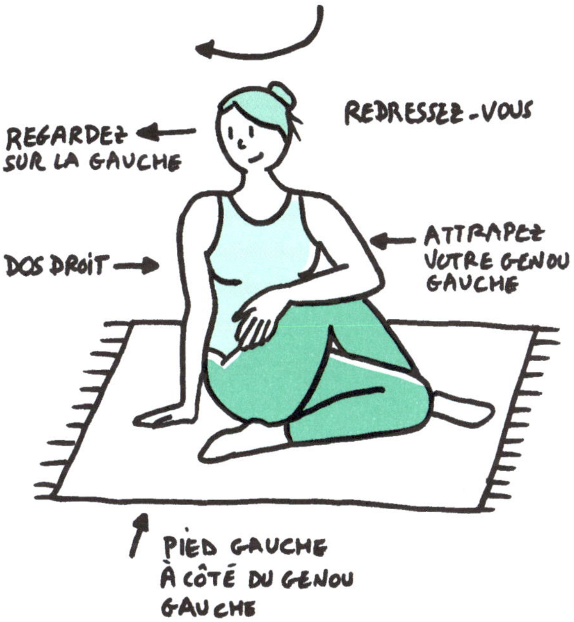
REDRESSEZ-VOUS
REGARDEZ SUR LA GAUCHE
DOS DROIT
ATTRAPEZ VOTRE GENOU GAUCHE
PIED GAUCHE À CÔTÉ DU GENOU GAUCHE

1

Assise sur votre tapis en tailleur, le dos droit, passez le pied droit à côté de votre genou gauche. Les orteils sont alignés avec le genou gauche. Redressez-vous et, avec votre bras gauche, attrapez votre genou droit ; regardez sur la droite. Accentuez la rotation de votre buste et sentez bien votre fesse droite s'étirer. Restez le temps de 5 respirations nasales.

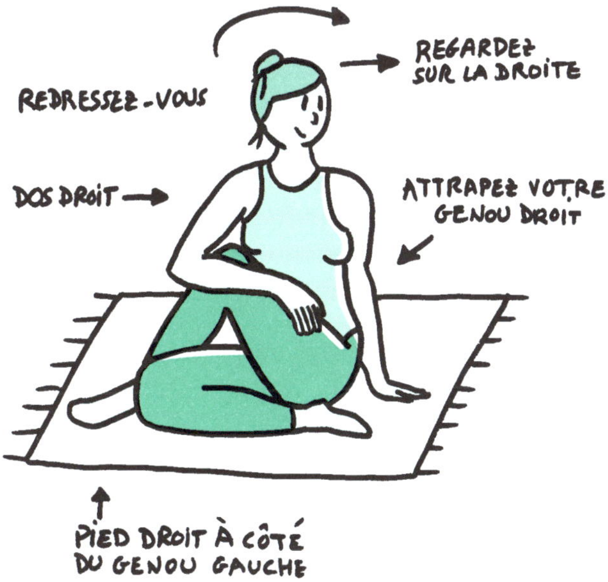

2

Faites la même chose avec l'autre jambe. Une option supplémentaire pour bien soulager le dos ? Une fois que vous avez attrapé votre genou opposé, pivotez et tournez le buste de l'autre côté, en plaçant la main du côté de la jambe qui est restée en tailleur sur l'arrière.

LE TOP 4 DES EXERCICES

À PRATIQUER EN SALLE DE FITNESS

Pour celles qui ont un abonnement poussiéreux en salle de fitness, voici un petit programme. Commencez chaque séance par 15 minutes de travail cardiovasculaire : vélo, rameur, tapis de course...
Vous avez le choix, mais mettez votre cardiofréquencemètre.

LA PRESSE, POUR LES CUISSES ET LES ADDUCTEURS

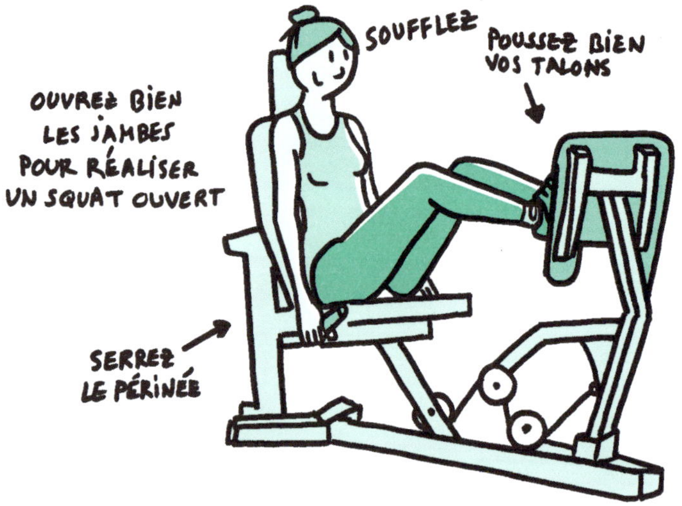
SOUFFLEZ
POUSSEZ BIEN VOS TALONS
OUVREZ BIEN LES JAMBES POUR RÉALISER UN SQUAT OUVERT
SERREZ LE PÉRINÉE

3X20 RÉPÉTITIONS

Cette machine est efficace si vous poussez bien dans vos talons en serrant votre périnée et en soufflant.
Ouvrez bien les jambes et tournez vos pointes des pieds vers l'extérieur pour réaliser un squat ouvert.
Avec le réglage du poids, à partir de la 10e répétition, ça doit vous brûler légèrement. Pensez à bien étirer vos cuisses à la fin de l'exercice en ramenant un talon contre la fesse.

LA MACHINE ABDUCTEURS, POUR LES FESSIERS

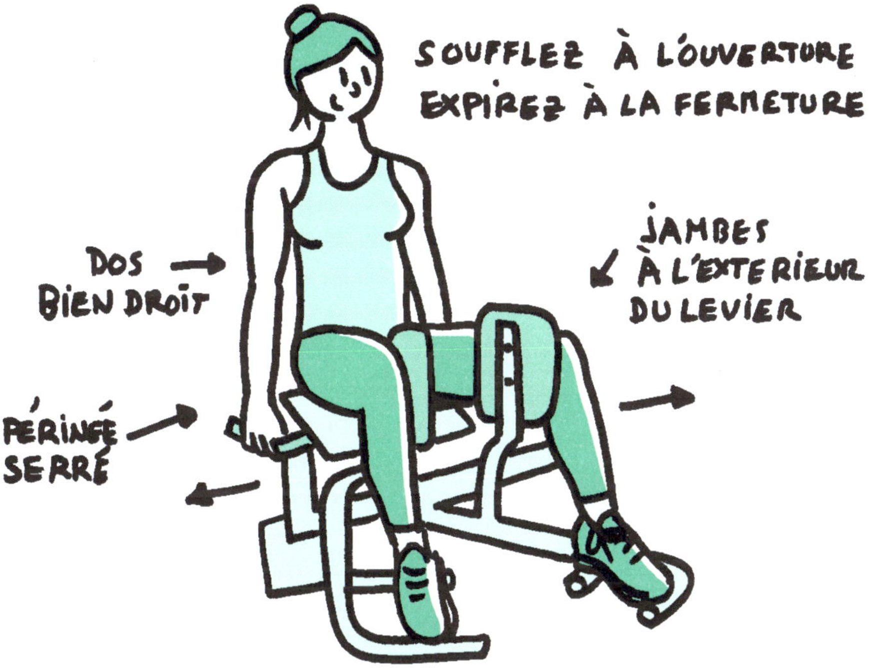

Avec cet appareil, si vous avez le dos bien droit, vous travaillez vraiment efficacement vos fessiers et la partie externe de vos cuisses. Assise, vos deux jambes sont à l'intérieur du levier qui s'ouvre et se referme. Le but est de pousser ces leviers vers l'extérieur en gardant le dos bien droit et le périnée serré. Soufflez à l'ouverture et inspirez à la fermeture. Ajoutez 10 petits mouvements vers l'extérieur en vous penchant légèrement vers l'avant. Vous allez sentir la différence au niveau de vos fessiers ! Terminez par des étirements : toujours assise, posez votre cheville droite sur votre genou gauche et penchez-vous vers l'avant. Maintenez quelques secondes, puis changez de jambe. Vous soulagerez ainsi les fessiers et le bas du dos.

LES DÉVELOPPÉS NUQUE, POUR L'ARRIÈRE DES BRAS, LE HAUT DE LA POITRINE ET LES ÉPAULES

3X20
RÉPÉTITIONS

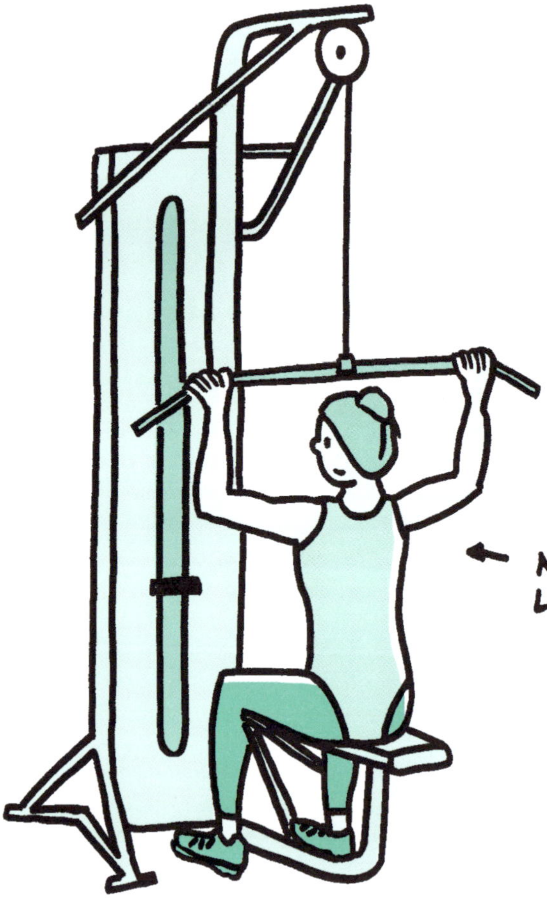
REPOUSSEZ LES 2 POIGNÉES VERS LE PLAFOND
NE LEVEZ PAS LES ÉPAULES

Le principe est de repousser deux poignées en direction du plafond.
Vous démarrez en position assise, les mains sur les poignées. Repoussez vers le haut sans lever les épaules et tendez vos bras, puis revenez dans la position initiale.
Attention, ne mettez pas trop de poids !

LE SWISS BALL, POUR LES ABDOMINAUX

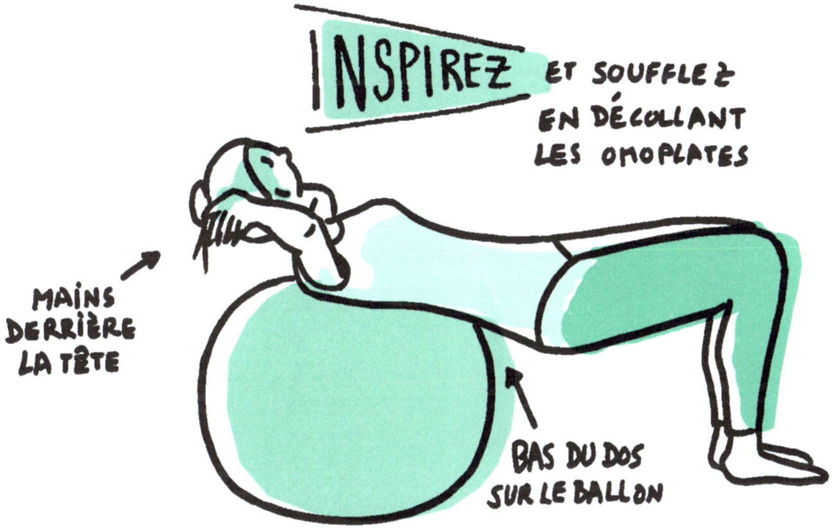

3X20 RÉPÉTITIONS

Partez assise sur votre ballon, le dos bien droit et les bras à l'horizontale devant vous. Avancez doucement les pieds et venez (presque) vous allonger sur le ballon. Vos fessiers doivent légèrement sortir du ballon pour bien garder le bas du dos sur le ballon. Glissez vos mains derrière la tête et imaginez qu'entre votre menton et votre poitrine, vous maintenez une pomme. Inspirez sans bouger et soufflez en décollant les omoplates.

Le petit truc en plus ? Poussez bien dans les talons lorsque vous faites votre mouvement. Vous accompagnerez mieux le mouvement et travaillerez bien les abdos !

VOUS ÊTES CE QUE VOUS MANGEZ

Vous le savez déjà, mais je préfère vous rappeler quelques règles élémentaires pour avoir une alimentation équilibrée et pleine de sens sans vous mettre au régime à vie.

FAITES 5 REPAS PAR JOUR

C'est LA base. Il ne s'agit pas de manger entrée-plat-dessert 5 fois par jour, mais de faire 3 repas principaux (petit déjeuner, déjeuner et dîner) et 2 collations, soit un petit snack sain le matin vers 10-11 heures et un autre vers 17-18 heures. Alors videz les cochonneries de vos placards et mettez en place un système de snacks intelligents (voir page suivante). Le but de ces collations est de réguler votre glycémie (le taux de sucre dans le sang). Un métabolisme nourri régulièrement stocke peu car il sait qu'il va être nourri prochainement. Et moins de stress, c'est moins de gras !

NE MÉLANGEZ PAS LES GLUCIDES ET LES PROTÉINES ANIMALES

Lorsque vous avez une grosse journée remplie de réunions, ne consommez pas ou très peu de glucides (une tranche de pain maximum !) et, surtout, ne les mélangez pas aux protéines animales : vous ralentissez la digestion et provoquez des somnolences. Si vous arrivez à mettre cela en pratique, vous allez fondre comme neige au soleil !

GÉREZ LES ENTRÉES ET LES SORTIES

En d'autres mots, anticipez vos menus en fonction de vos activités. Par exemple, en vacances, vos activités sont plus calmes. Privilégiez alors les légumes et les protéines végétales ou animales au déjeuner. En revanche, si vous prévoyez une activité physique importante, consommez des glucides avec des légumes la veille. Par exemple, un plat de pâtes avec une sauce aux légumes ou un risotto aux champignons. Plus vous anticiperez, meilleure sera votre digestion et, en bonus, vous aurez une peau éclatante !

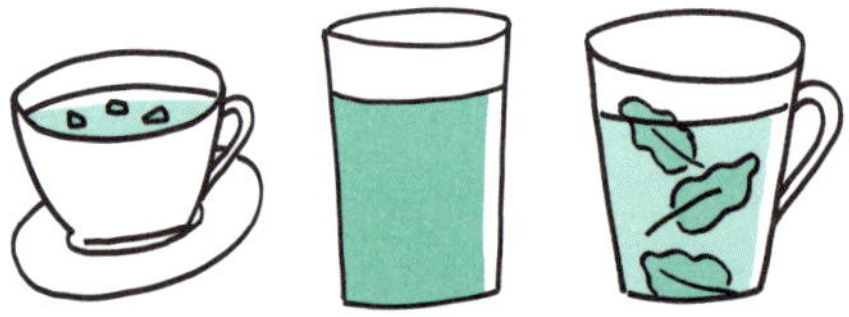

HYDRATEZ-VOUS CORRECTEMENT

Préférez le thé au café, plus riche en antioxydants, sans effet diurétique, sans compter qu'il donne de l'énergie et assure un bon teint. Privilégiez aussi l'eau minérale plate, plutôt que l'eau gazeuse, pour votre hydratation quotidienne.

BIEN MANGER, ÇA S'APPREND

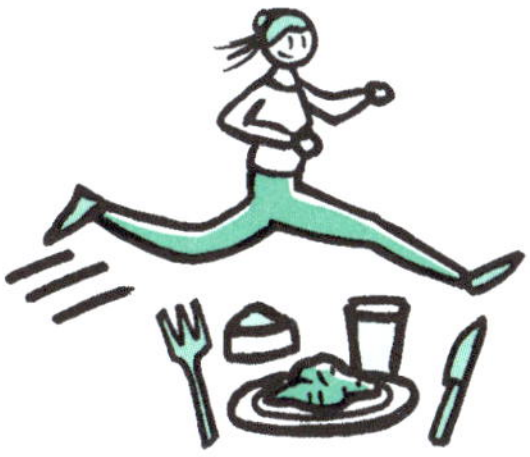

NE SAUTEZ JAMAIS DE REPAS

Vous paniqueriez votre organisme ! En décalant vos repas, vous êtes beaucoup plus tentée par le grignotage. Vous perturbez votre horloge interne et vous ne savez plus si vous avez réellement faim ou si c'est le stress qui vous donne ce besoin de « remplissage ». Aussi, emportez toujours vos collations avec vous.

STOP AUX RÉGIMES EN TOUS GENRES

Ils dérèglent votre métabolisme, affaiblissent votre corps et usent votre mental ! Trop de graisses, trop de sucres, trop de tout nous tue à petit feu.

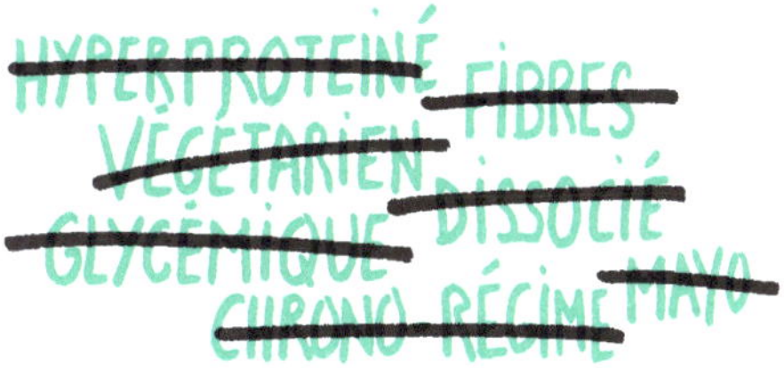

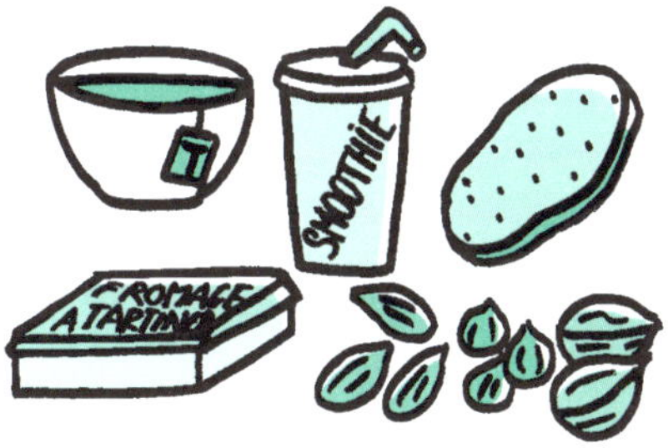

CHOISISSEZ LES BONNES COLLATIONS

Un thé ou un smoothie avec des fruits frais et du lait d'amande, riche en protéines végétales, sont d'excellents choix. Mais vous pouvez aussi opter pour une tranche de pain complet et un fromage à tartiner avec quelques fruits secs. Ou encore un fruit frais à croquer et une poignée de graines (noisettes, amandes, noix). Vous faites le plein de fibres, de vitamines, et vous calez les petits creux en gardant une glycémie assez faible.

APRÈS L'EFFORT, BUVEZ LA BONNE EAU

Après un gros effort sportif, telle une course à pied, je vous conseille de boire de l'eau gazeuse comme la Vichy Célestins® : elle vous aidera à éliminer l'acidité dont sont gorgés les muscles après un effort intense.

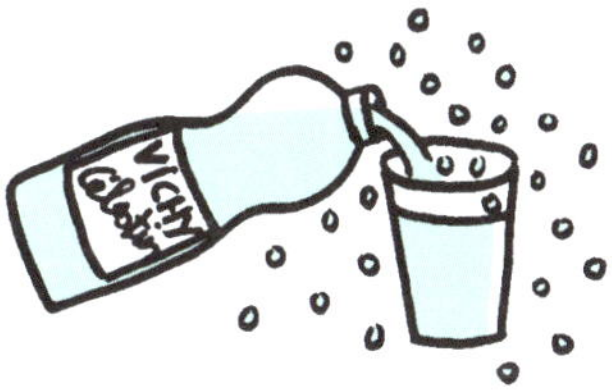

ENTRÉE

ASPERGES À L'AÏOLI ET AUX AMANDES

2 personnes · 5 min · 7 min

INGRÉDIENTS

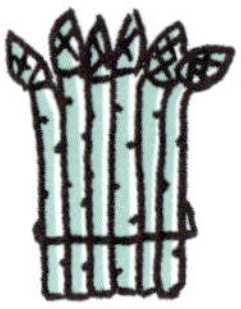

450 G D'ASPERGES FRAÎCHES ÉPLUCHÉES

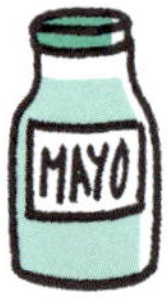

1 C. À SOUPE DE MAYONNAISE

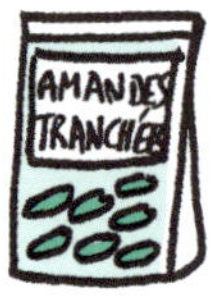

2 C. À SOUPE D'AMANDES TORRÉFIÉES TRANCHÉES

1/2 C. À CAFÉ D'AIL ÉMINCÉ

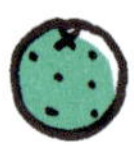

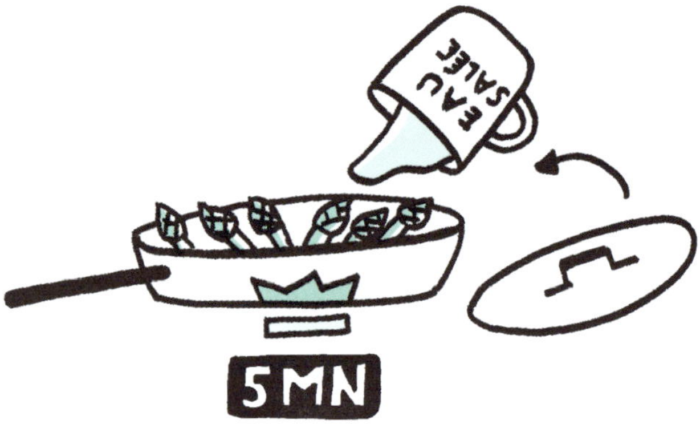

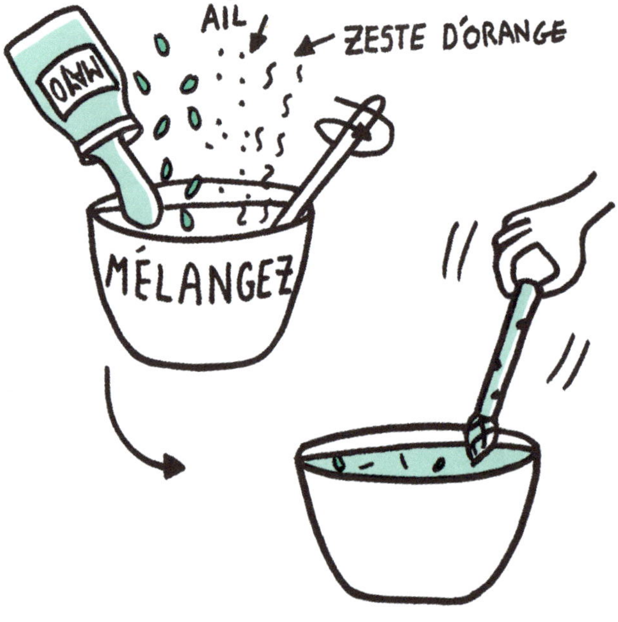

ENTRÉE

SALADE À L'ORIENTALE

2 personnes · 10 min

INGRÉDIENTS

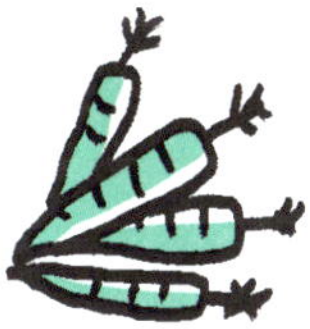

4 CAROTTES

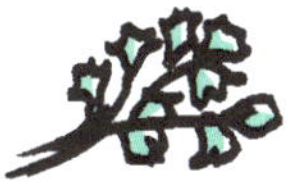

2 C. À SOUPE DE PERSIL

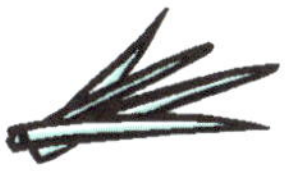

2 C. À SOUPE DE CIBOULETTE

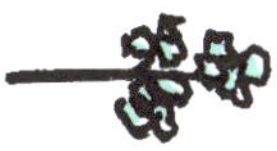

2 C. À SOUPE DE CORIANDRE

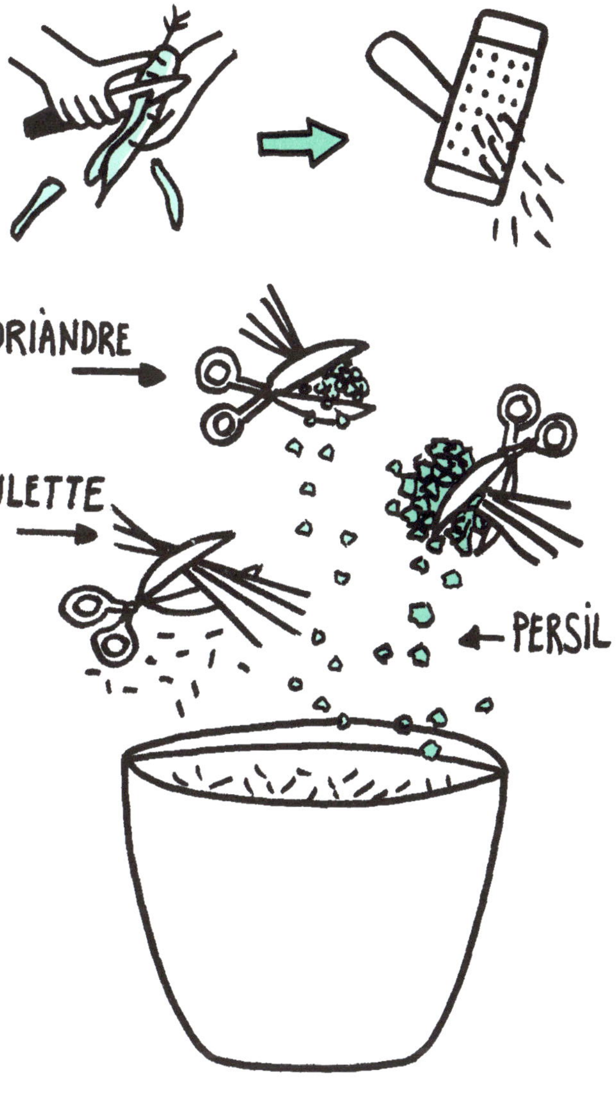

ENTRÉE

CREVETTES EXPRESS

4 personnes | 15 min | 5 min

INGRÉDIENTS

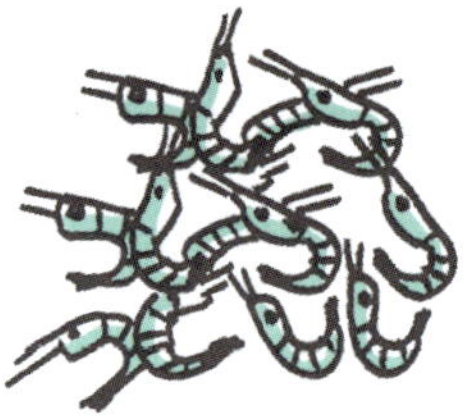

500 G DE CREVETTES FRAÎCHES

4 GOUSSES D'AIL

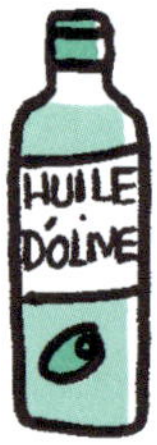

3 C. À SOUPE D'HUILE D'OLIVE

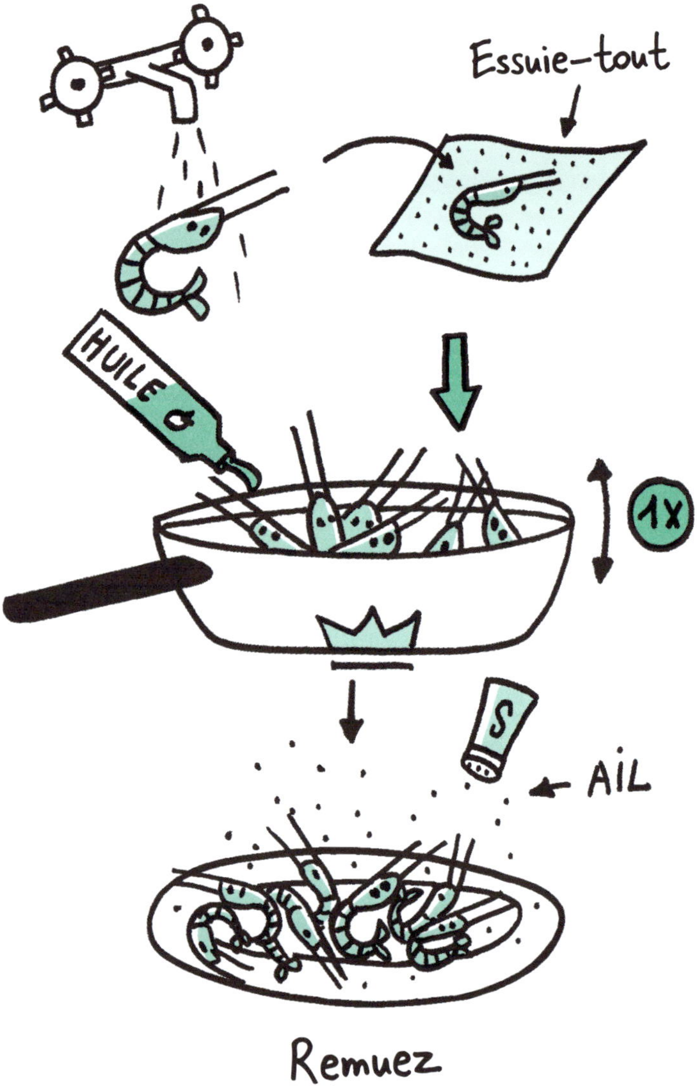

PLAT

CABILLAUD EN PAPILLOTE D'ENDIVES

4 personnes · 25 min · 15 min

GOURMANDE

INGRÉDIENTS

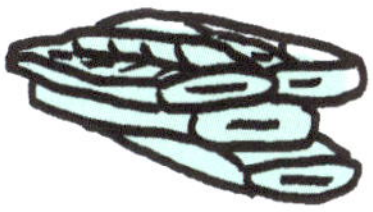

4 FILETS DE CABILLAUD

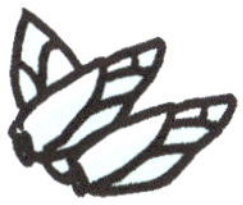

800 G D'ENDIVES

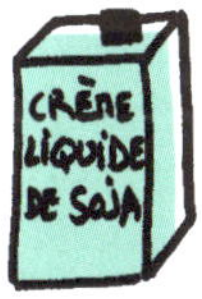

2 C. À S. DE CRÈME LIQUIDE DE SOJA

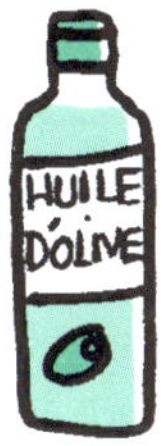

4 C À S D'HUILE D'OLIVE

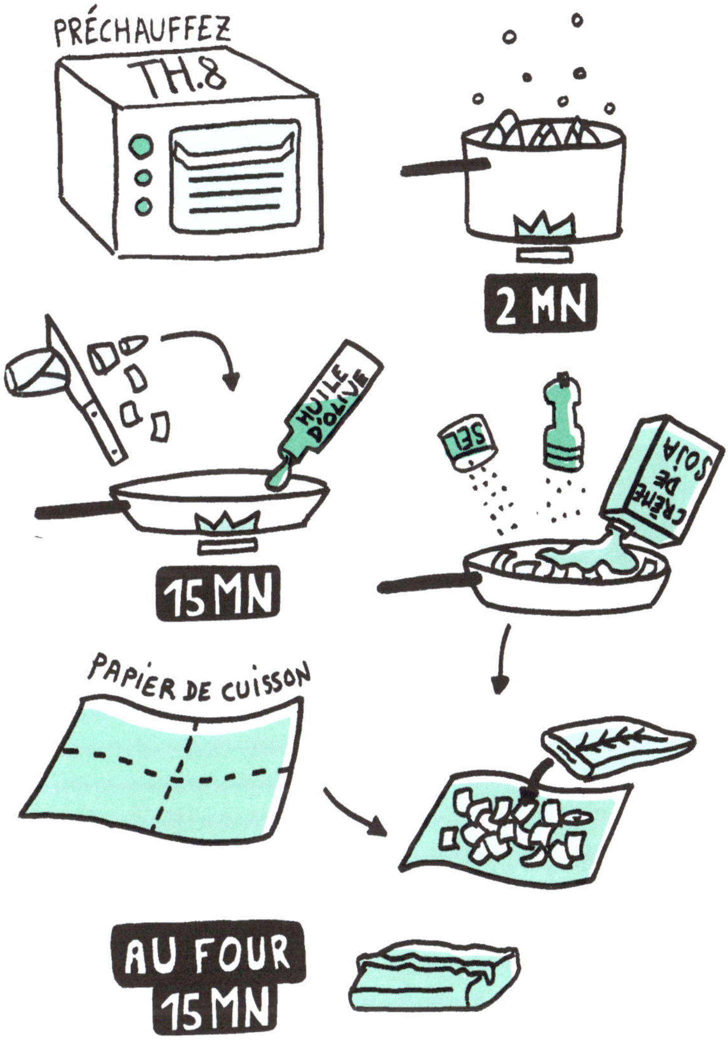

PLAT

AUBERGINES FARCIES VÉGÉTARIENNES

RECETTE VEGAN !

4 personnes · 25 min · 35 min

INGRÉDIENTS

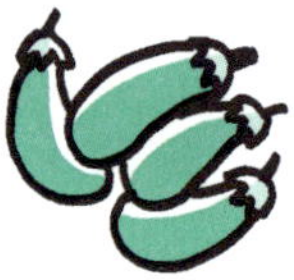

4 PETITES AUBERGINES

20 GOUSSES D'AIL

4 TOMATES CŒUR-DE-BŒUF

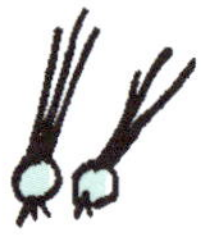

2 OIGNONS BLANCS

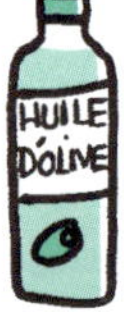

HUILE D'OLIVE

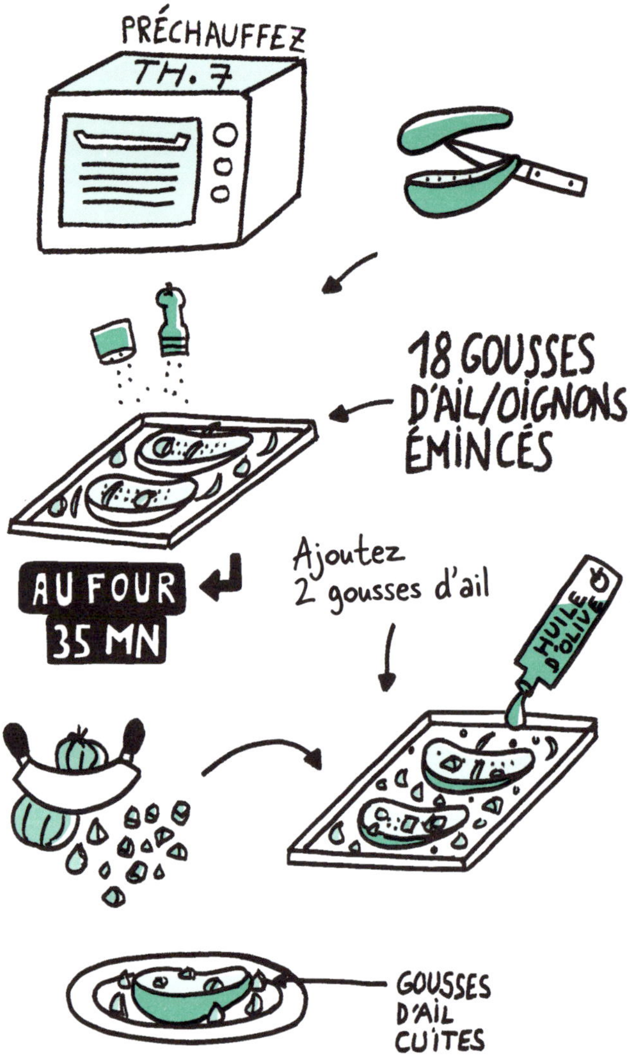

PLAT

LÉGUMES SAUTÉS AU TOFU ET SÉSAME

4 personnes · 10 min · 10 min

INGRÉDIENTS

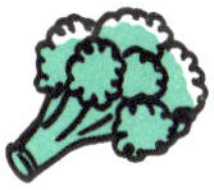

250 G DE BROCOLIS

1 POIVRON ROUGE

300 G DE POIS GOURMANDS

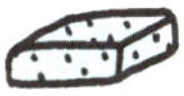

300 G DE TOFU

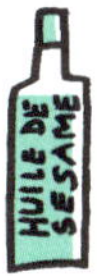

4 C. À S. D'HUILE DE SÉSAME

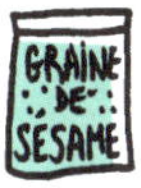

50 G DE GRAINES DE SÉSAME

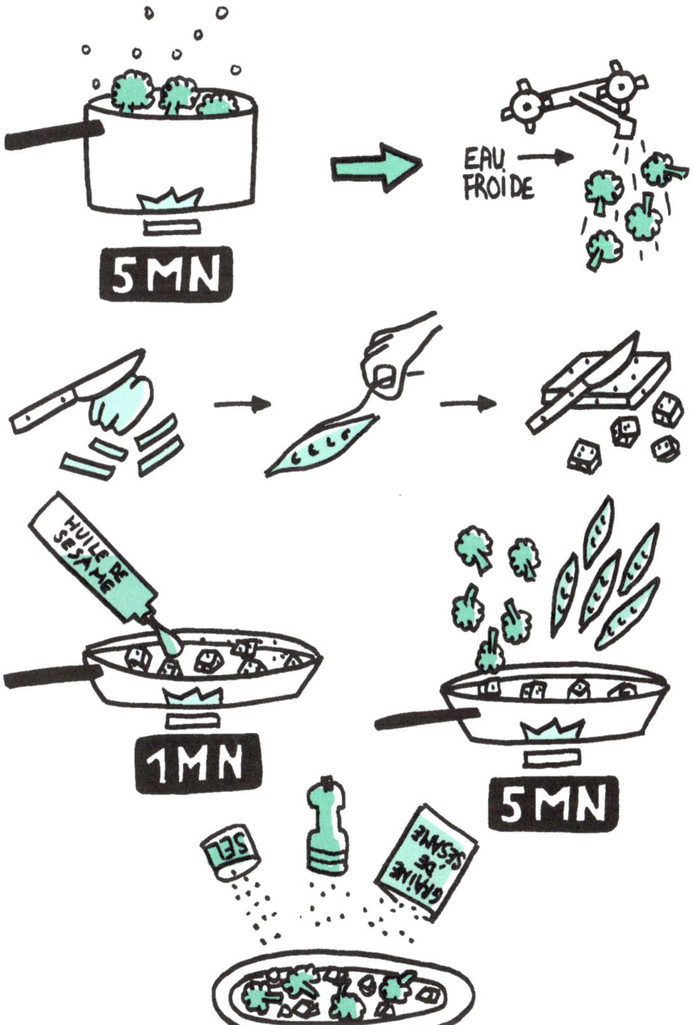

PLAT

PÂTES AU POIVRON ET À LA FETA

2 personnes · 10 min · 20 min

INGRÉDIENTS

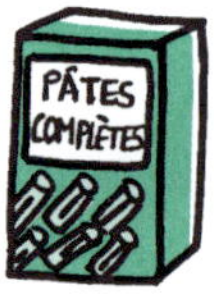

2 TASSES DE PÂTES COMPLÈTES AU CHOIX

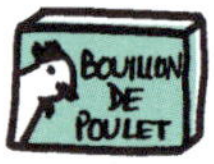

1/4 TASSE (65 ML) DE BOUILLON DE POULET

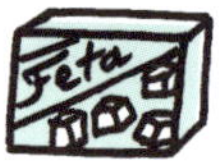

1 PETITE TASSE (150 ML) DE FETA, EN CUBES

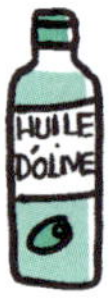

2 C. À CAFÉ D'HUILE D'OLIVE

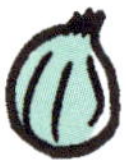

1 OIGNON ÉMINCÉ

1 GOUSSE D'AIL ÉMINCÉE

2 POIVRONS ROUGE ET VERT DÉCOUPÉS EN LANIÈRES

1 TOMATE HACHÉE

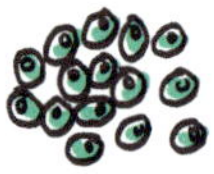

10 OLIVES, TRANCHÉES

1/4 C. À CAFÉ DE BASILIC, 1/4 C. À CAFÉ DE PERSIL FRAIS ET 1/4 C. À CAFÉ DE POIVRE FRAIS

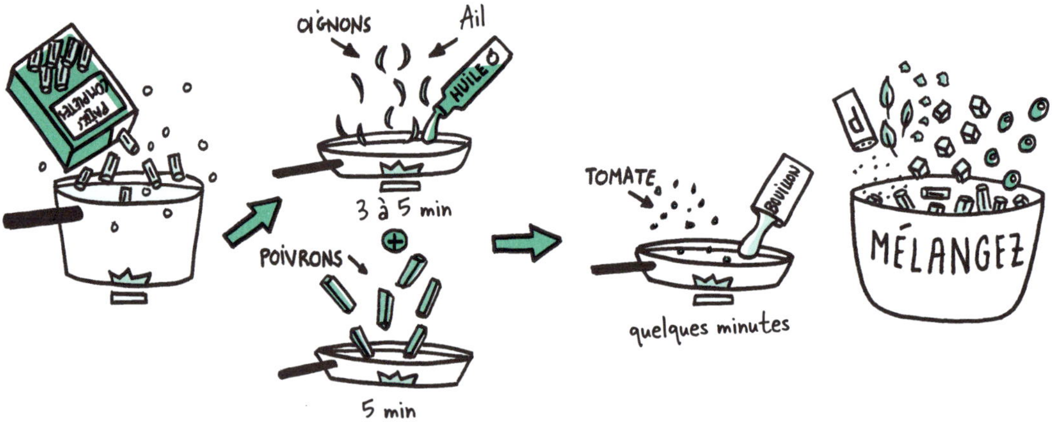

PLAT

PURÉE DE BOULGOUR AUX PIMENTS DOUX

RECETTE VEGAN !

4 personnes · 5 min · 5 min

INGRÉDIENTS

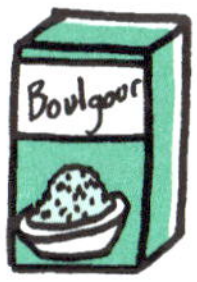

200 G DE BOULGOUR

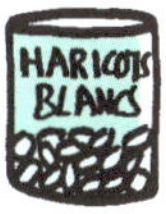

1 BOÎTE DE HARICOTS BLANCS DE 250 G

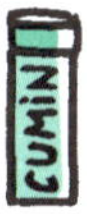

CUMIN

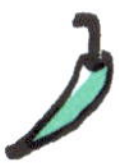

PIMENT DOUX

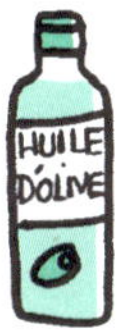

4 CL D'HUILE D'OLIVE

LE JUS DE 1 CITRON

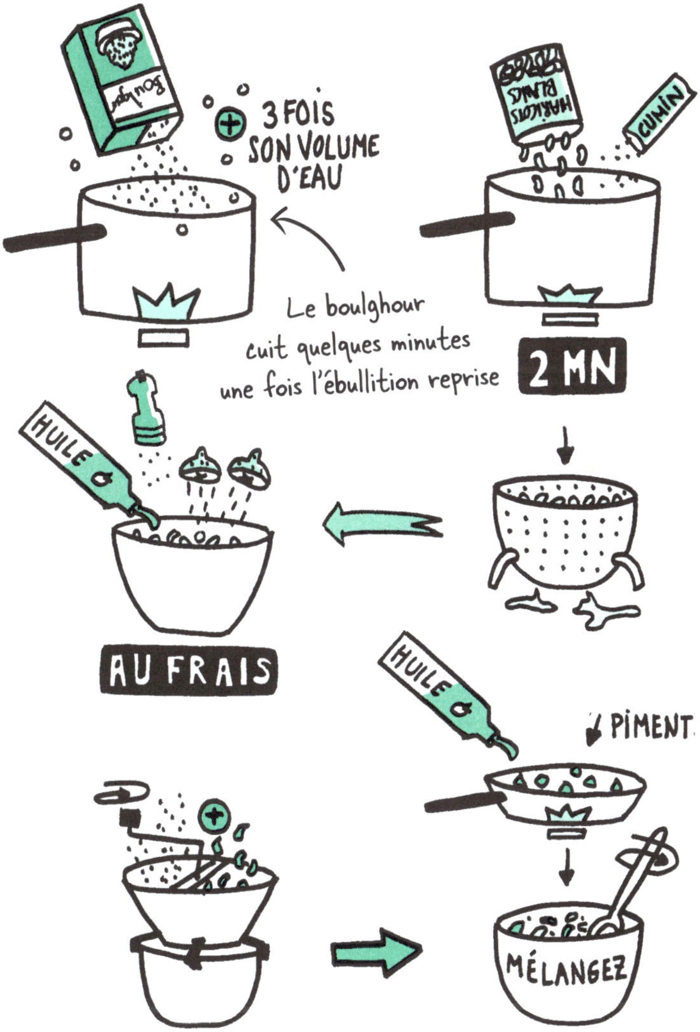

PLAT

GALETTES AU QUINOA ET PARMESAN

RECETTE VEGAN !

2 personnes · 10 min · 20 min

INGRÉDIENTS

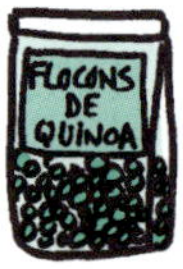

100 G DE FLOCONS DE QUINOA

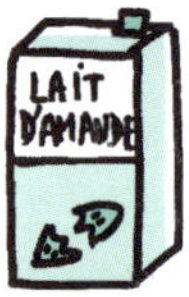

10 CL DE LAIT D'AMANDE

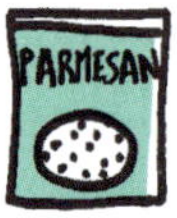

PARMESAN

1 BOUQUET D'HERBES FRAÎCHES HACHÉES

2 OIGNONS NOUVEAUX

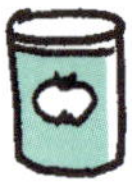

COULIS DE TOMATE

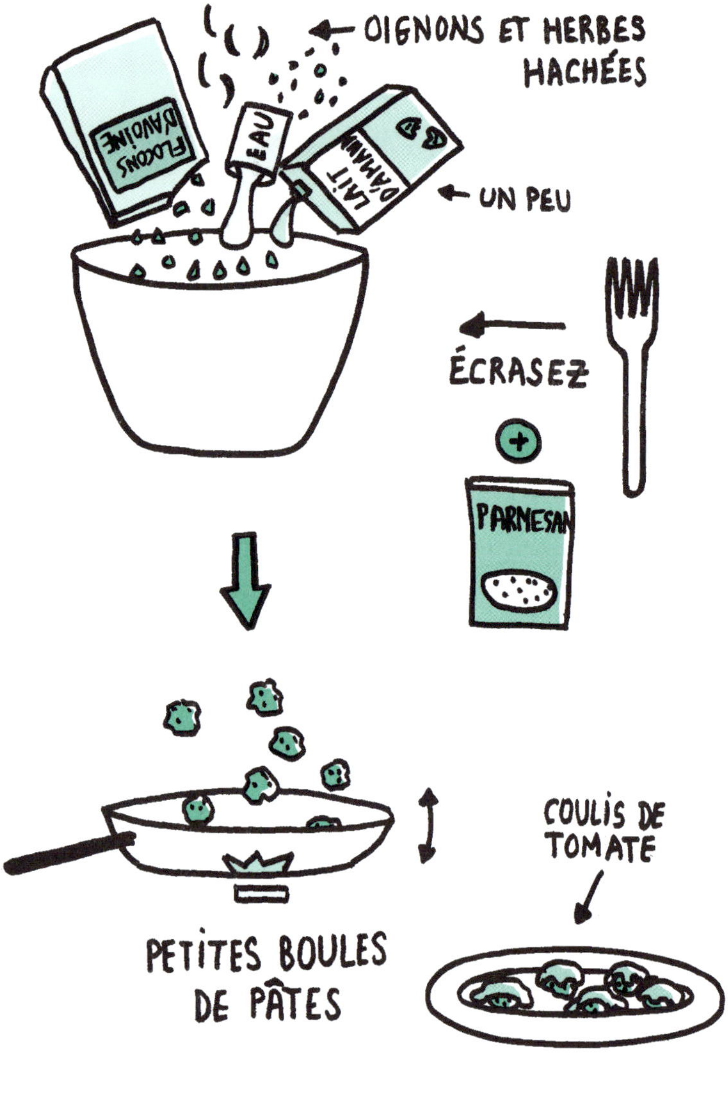

DESSERT

FRITES DE POMME ET COULIS DE FRUITS ROUGES

2 personnes · 5 min

INGRÉDIENTS

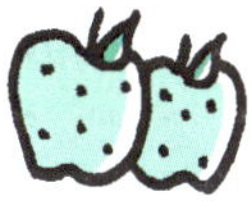

2 POMMES

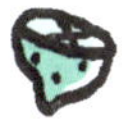

1/2 CITRON

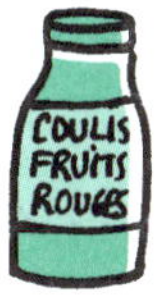

COULIS DE FRUITS ROUGES

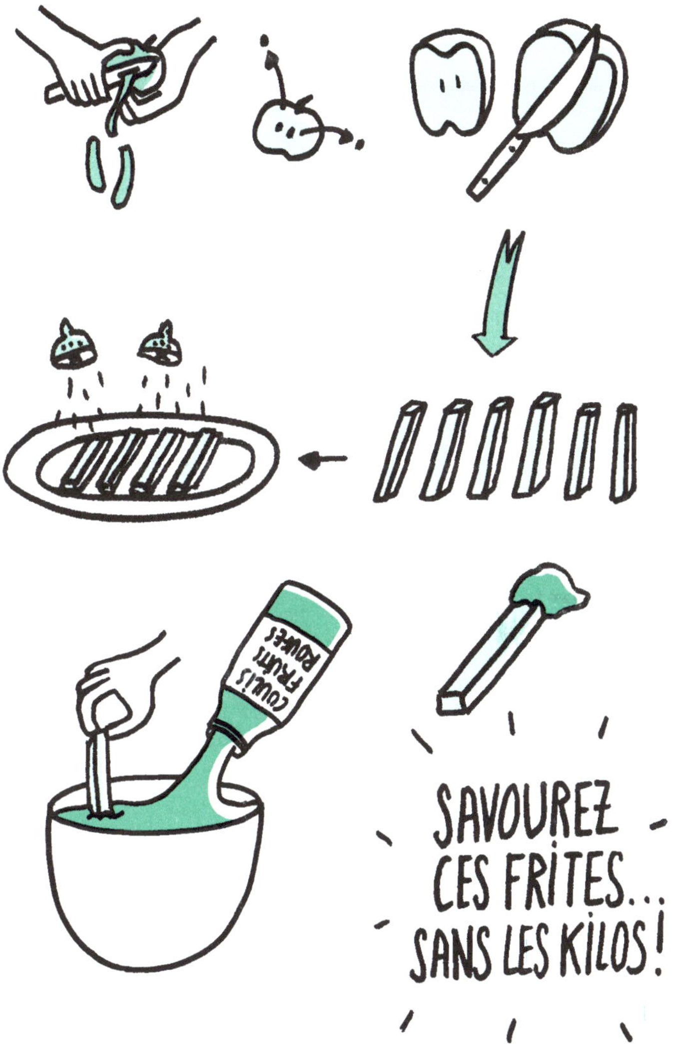

DESSERT

FLAN DE FIGUES

4 personnes · 10 minutes · Réfrigérateur : 2 heures minimum

INGRÉDIENTS

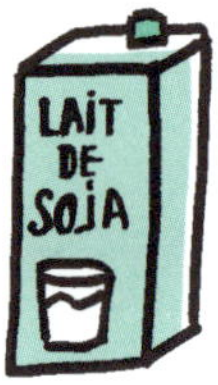

50 CL DE LAIT DE SOJA

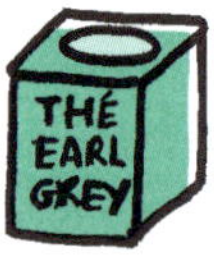

2 C. À SOUPE DE THÉ EARL GREY

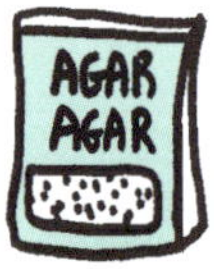

2 G D'AGAR-AGAR

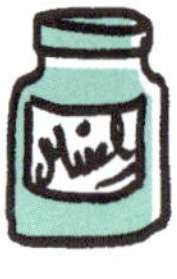

1 C. À CAFÉ DE MIEL

4 FIGUES SÉCHÉES

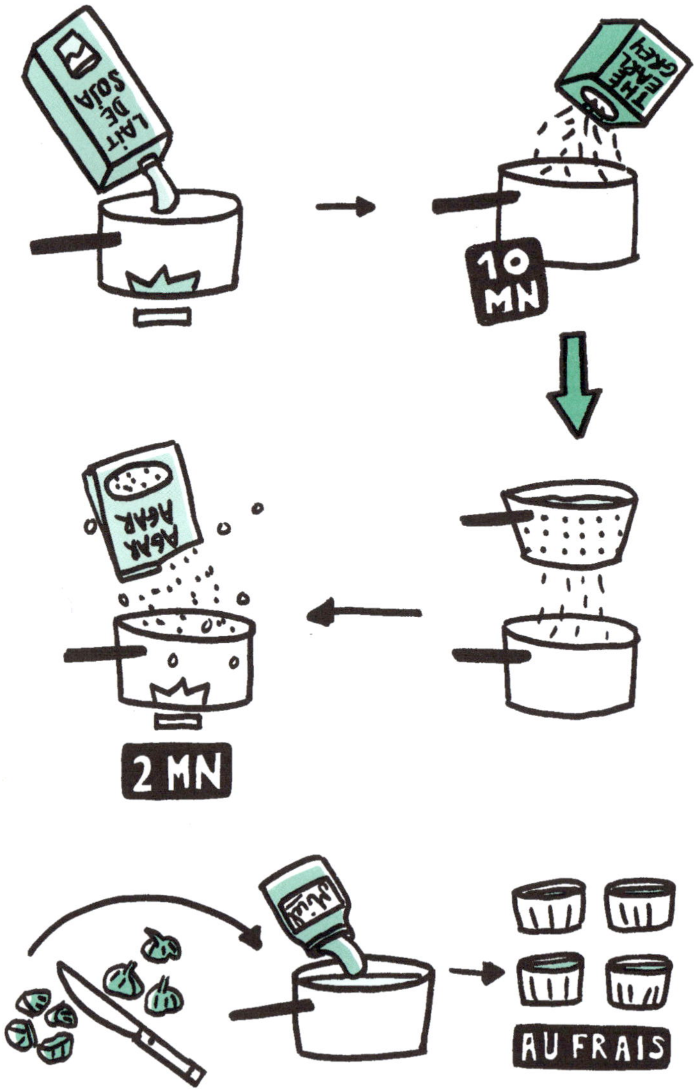

DESSERT

DOUCEUR AUX FRAISES ET FROMAGE BLANC

4 personnes · 10 min

INGRÉDIENTS

- 350 G DE FROMAGE BLANC OU DE FAISSELLE
- 2 C. À CAFÉ DE SIROP D'AGAVE
- 200 G DE FRAISES
- 1 FLACON DE COULIS DE FRAISE

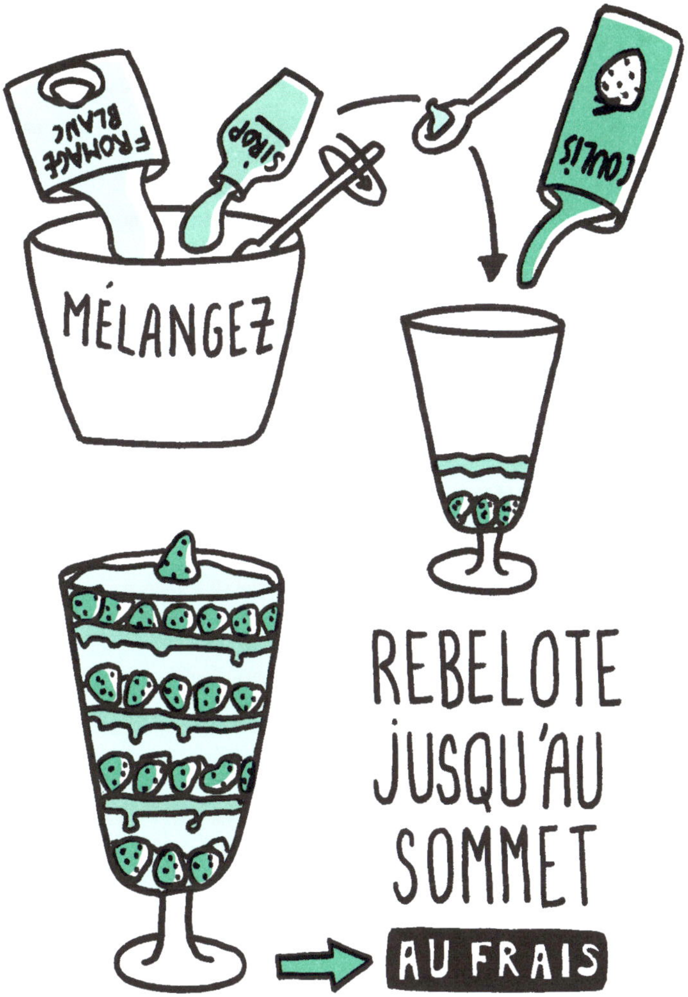
FROMAGE BLANC
SIROP
COULIS
MÉLANGEZ
REBELOTE JUSQU'AU SOMMET
AU FRAIS

MES SMOOTHIES POUR ÊTRE BELLE ET TONIQUE

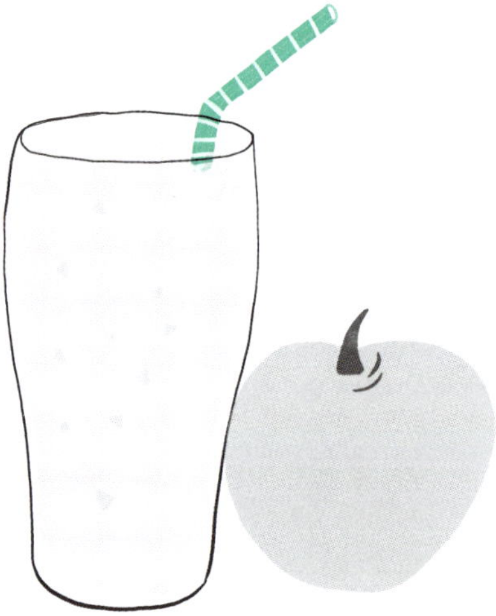

GREEN BEAUTY SMOOTHIE

Pour 1 personne
Temps de préparation : 5 min

1 grosse pomme verte
20 cl de lait d'amande
2 c. à soupe de germe de blé

Lavez et pelez la pomme. Coupez-la en 4, ôtez le cœur et les pépins. Mettez tous les ingrédients dans un blender et mixez jusqu'à obtention d'une consistance lisse.

POURQUOI ÇA ME FAIT DU BIEN

La pomme, riche en eau et en fibres, favorise la digestion.

Le germe de blé est un véritable complément alimentaire riche en vitamines, bon pour votre flore intestinale et votre peau !

Quant au lait d'amande, il remplace avantageusement le lait de vache s'il n'est pas sucré. Il est facile à digérer et adoucit le goût acide de la pomme.

SMOOTHIE VENTRE PLAT

Pour 2 personnes
Temps de préparation : 5 min

1 bulbe de fenouil
1 gros concombre
2 yaourts bulgares
3 c. à soupe de jus de citron
4 glaçons
Sel, poivre
Persil, aneth et coriandre ciselés
1 c. à soupe d'huile d'olive

Lavez et coupez le fenouil et le concombre. Pour une meilleure digestion, vous pouvez épépiner le concombre. Mixez longuement tous les ingrédients dans un blender. La consistance doit être entre le jus et le smoothie. Servez bien frais dans des verres et sirotez à la paille !

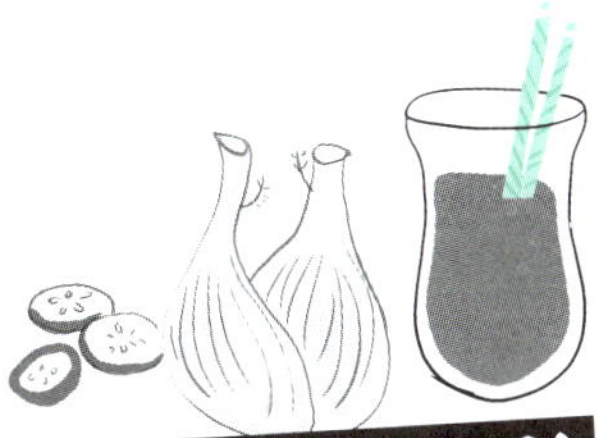

POURQUOI ÇA ME FAIT DU BIEN

Le fenouil est riche en vitamines et en antioxydants. Il lutte aussi contre les inflammations du corps.

Le concombre, lui, est riche en eau et réhydrate le corps.

Le citron est alcalinisateur : il va basifier le pH de votre corps et favoriser les échanges entre les cellules, favorisant ainsi l'élimination.

Les yaourts sont une source de protéines qui calmera votre envie de sucre.

Enfin, les herbes sont riches en antioxydants et ajoutent une note parfumée.

SMOOTHIE BELLE PEAU

Pour 1 personne
Temps de préparation : 5 min

2 kiwis
1 c. à café de thé vert
1 citron
1 c. à soupe de sirop d'agave

Épluchez les kiwis. Faites infuser le thé vert dans une tasse d'eau bouillante et laissez-le refroidir. Mettez tous les ingrédients dans le blender et mixez jusqu'à obtention d'une consistance lisse.

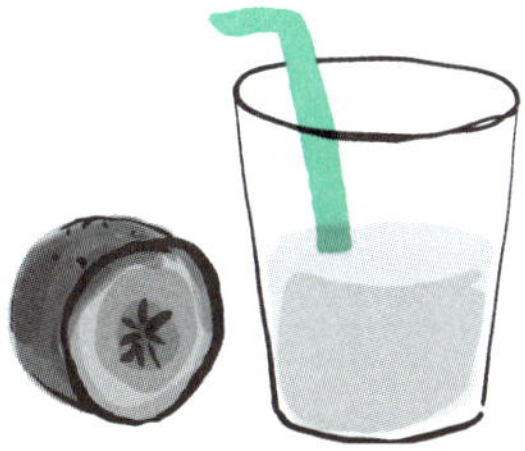

POURQUOI ÇA ME FAIT DU BIEN

Le kiwi est riche en vitamine C.

Le thé vert est un puissant antioxydant et un drainant naturel.

Le citron illuminera votre teint.

Quant au sirop d'agave, c'est un sucre naturel.

RECETTE DÉTOX

MON SMOOTHIE DÉTOX

Pour bien démarrer, donnez un petit coup de booster à votre organisme avec ce smoothie à déguster une fois votre Sun Salutation effectuée...

1 personne — 6 min

INGRÉDIENTS

- 1 POIRE
- 1 POMME
- 1 PETITE RACINE DE GINGEMBRE
- 10 CL DE VICHY CÉLESTINS®

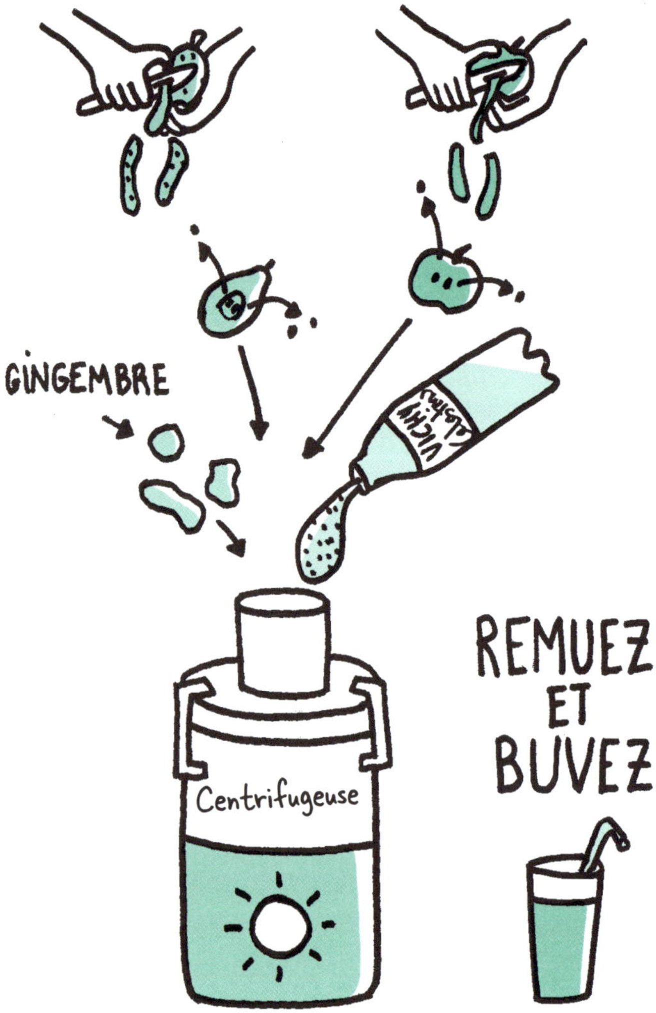

RECETTE EXPRESS

SMOOTHIE JOLIES FESSES

Un smoothie vitaminé pour avoir une belle peau et des fesses à croquer !

1 personne · 6 min

INGRÉDIENTS

- 100 G DE JEUNES CAROTTES
- 1 ORANGE
- 1/2 CITRON VERT
- 1/2 C. À CAFÉ DE POUDRE DE CUMIN

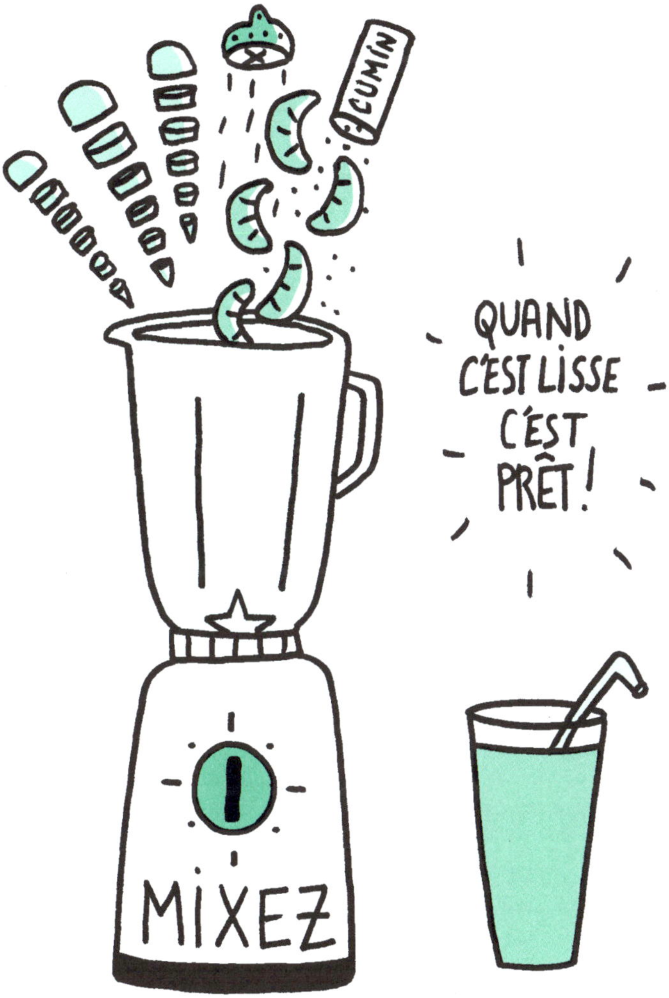

MES TRAININGS PRÉFÉRÉS POUR NE RIEN LÂCHER

FAITES VOTRE CHOIX !

→ Pour poursuivre les efforts et ne pas vous laisser gagner par la routine, voici 7 trainings !

DES PRATIQUES CIBLÉES

→ Jour de flemme ou grande forme, vous trouverez forcément la routine qui colle à votre humeur du jour !

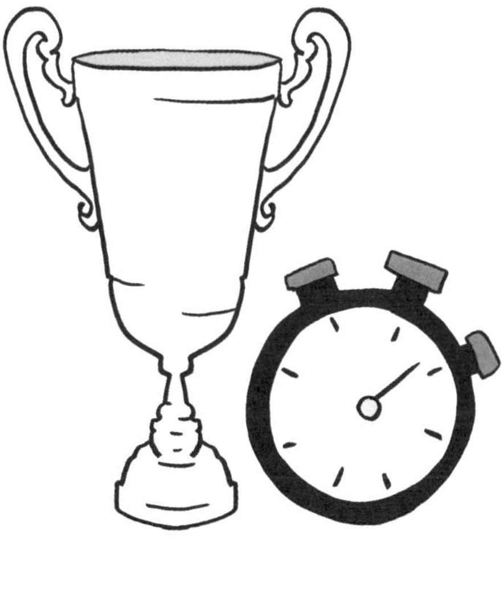

DÉFIEZ-VOUS !

→ Augmentez progressivement le nombre de séries : dépassez votre zone de confort pour constater des résultats durables.

EN SOLO OU À PLUSIEURS

→ En perte de motivation ? Invitez une copine et demandez-lui de vous donner un chiffre entre 1 et 7. 6 ? À vous une taille fine, c'est parti ! L'idée, c'est d'enchaîner le plus de trainings possible : vous vous récompenserez avec un bon smoothie !

TRAINING CARDIO ET RENFORCEMENT

LE SQUAT CRABE

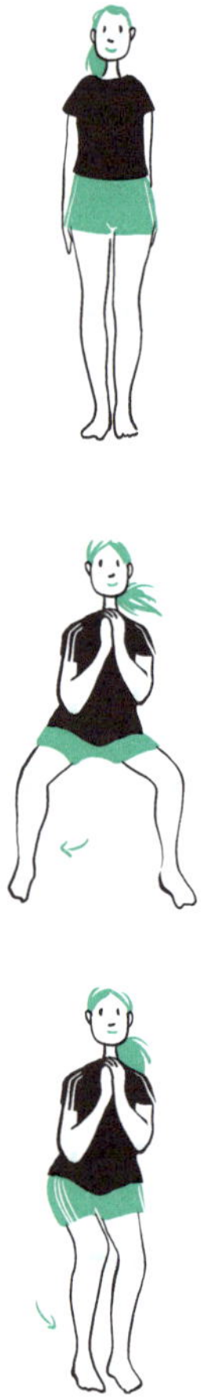

LA PROMENADE

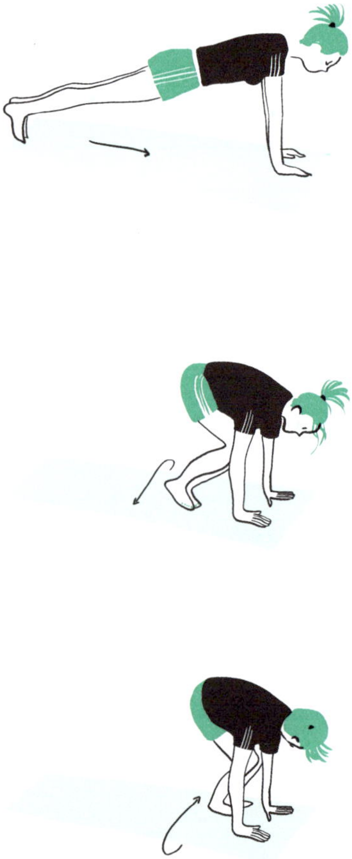

LE BATTEMENT D'AILES

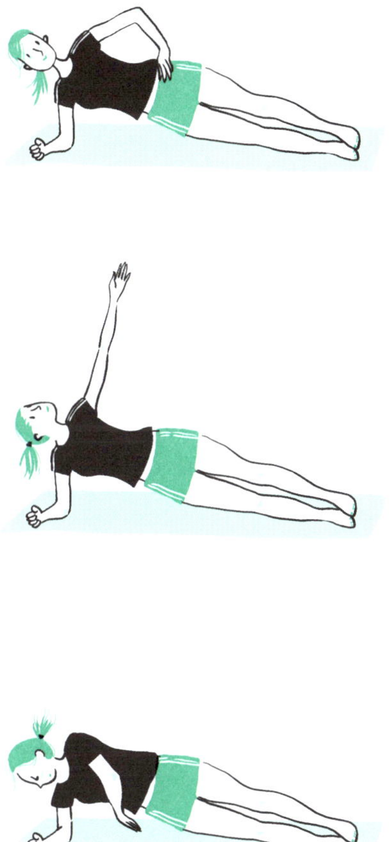

LES FENTES EXTENSION

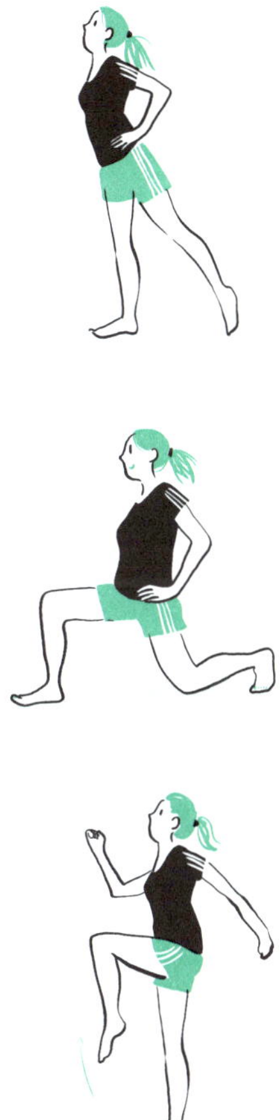

TRAINING 2

POUR UN VENTRE EXTRA-PLAT

LES CISEAUX DE DANSEUSE

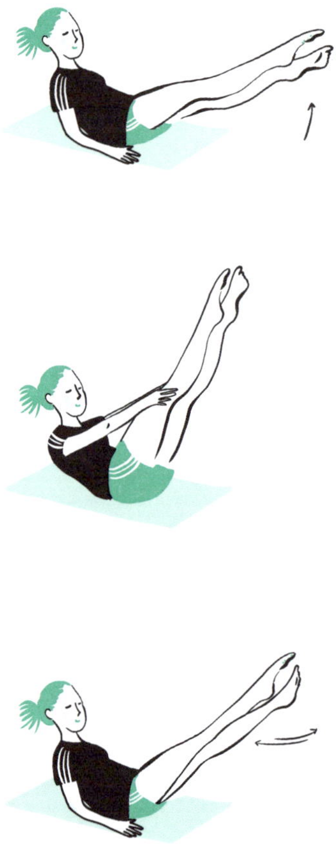

LES ABDOS PAPILLON

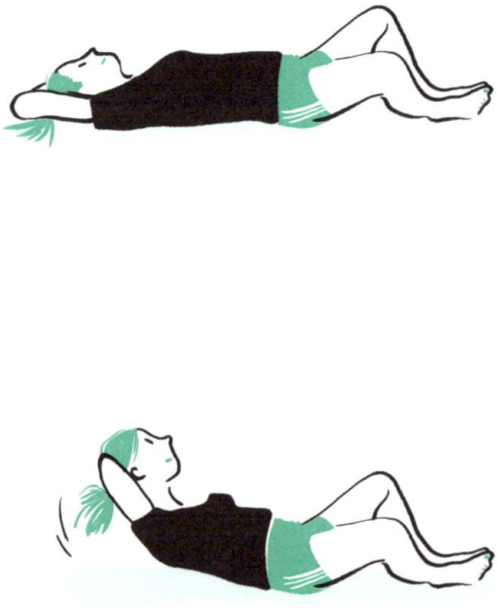

MOWGLI

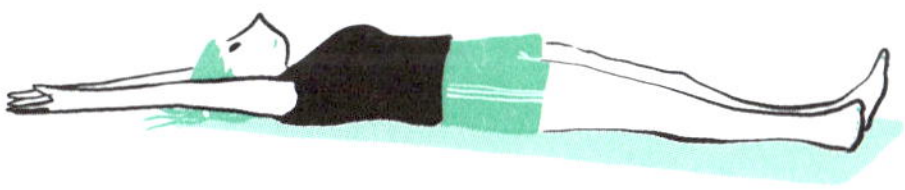

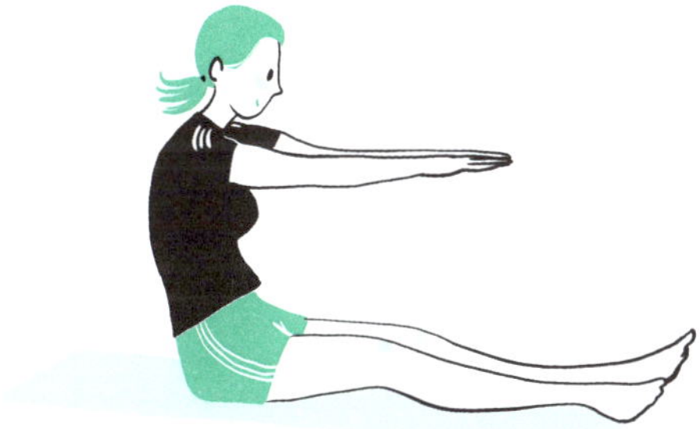

LA GRENOUILLE

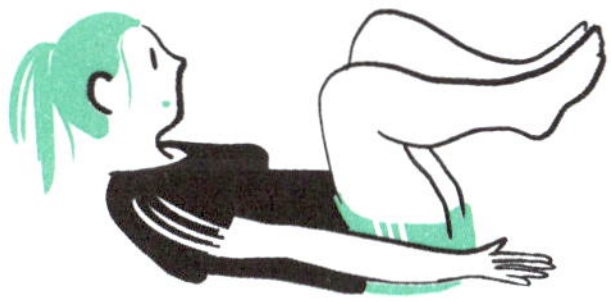

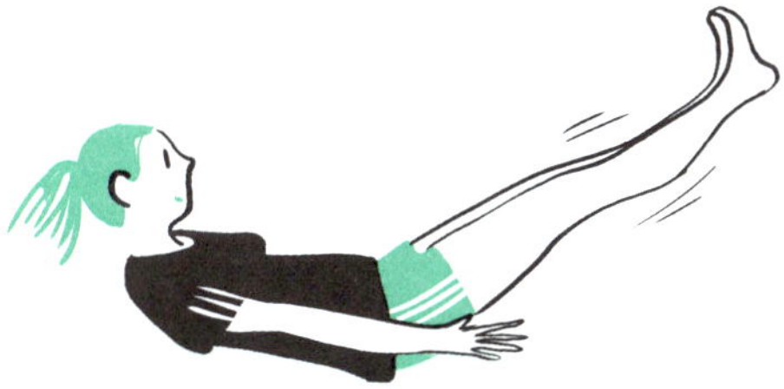

TRAINING 3

POUR UNE TAILLE FINE

LA SIRÈNE

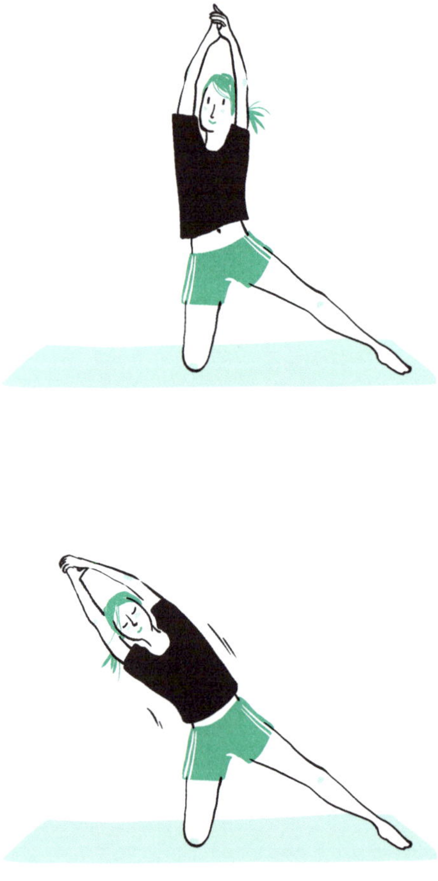

LE BATTEMENT D'AILES

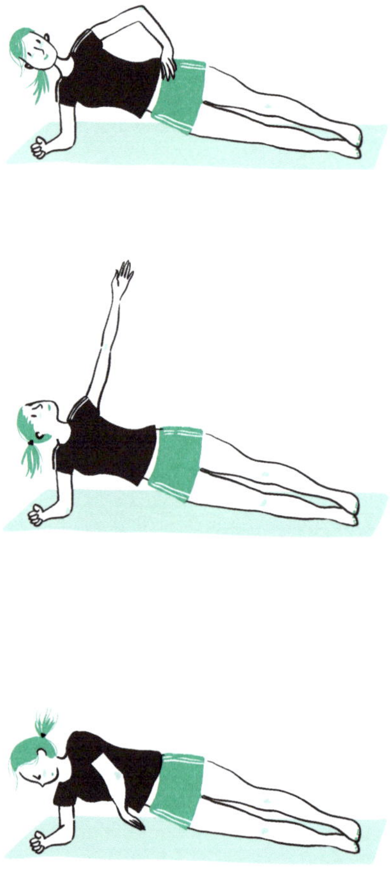

LE GRIMPEUR CROISÉ

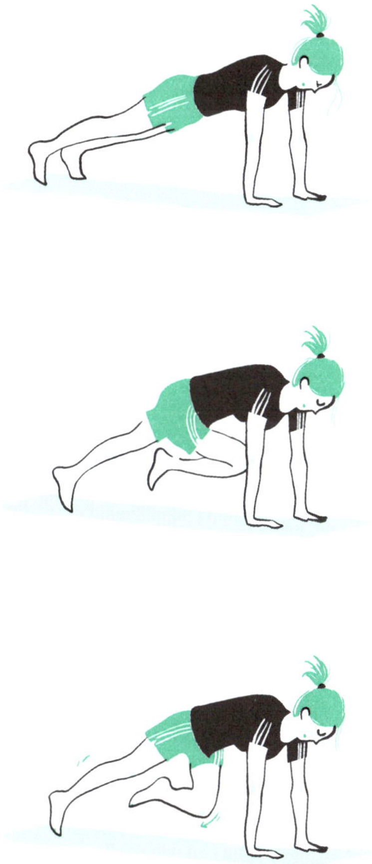

LA BARQUE

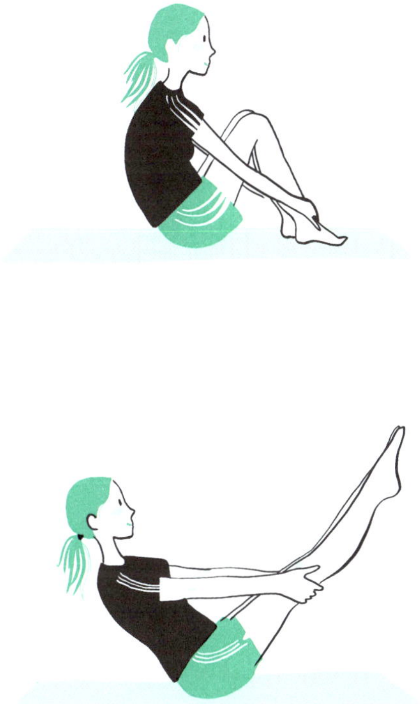

TRAINING 4

POUR DES FESSIERS BOMBÉS

LA BELLE ATTITUDE

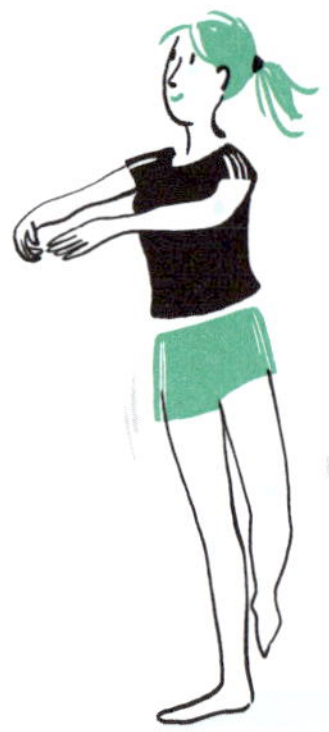

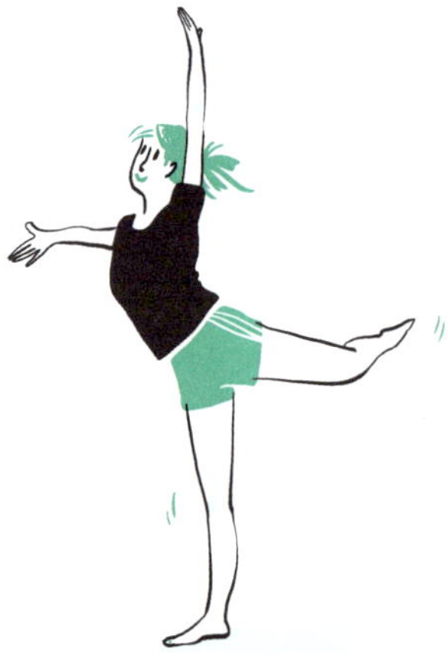

LE SQUAT CRABE

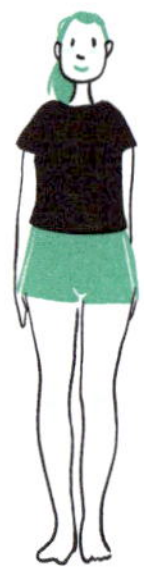

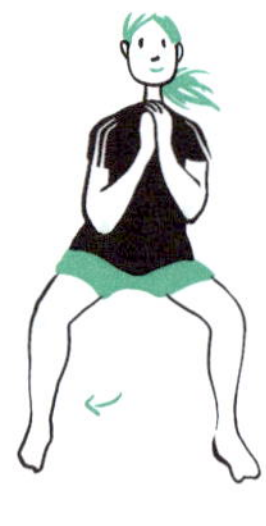

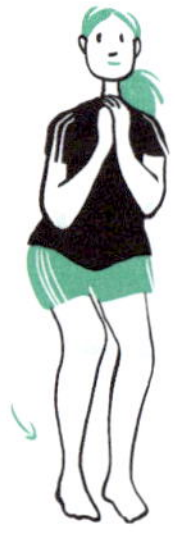

LE CHIEN À TROIS PATTES DYNAMIQUES

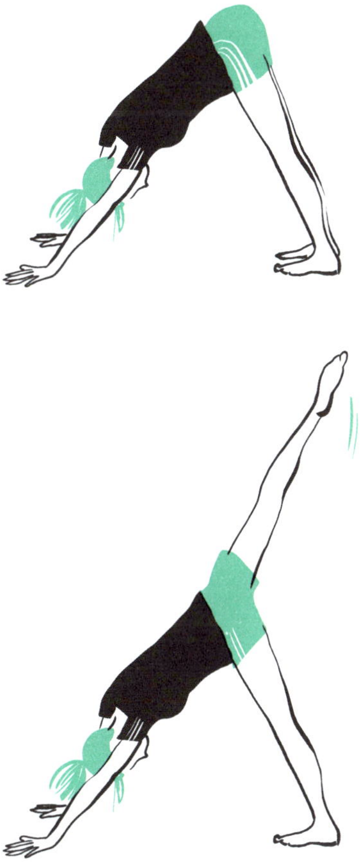

LES FENTES EXTENSION

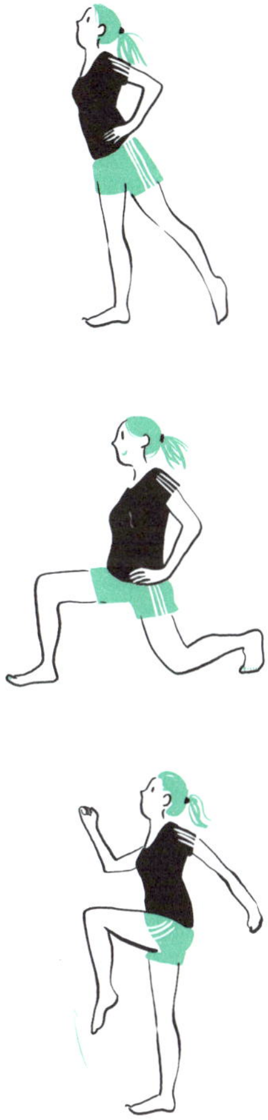

TRAINING 5

L'INCONTOURNABLE ABDOS/FESSIERS

LA MAJORETTE

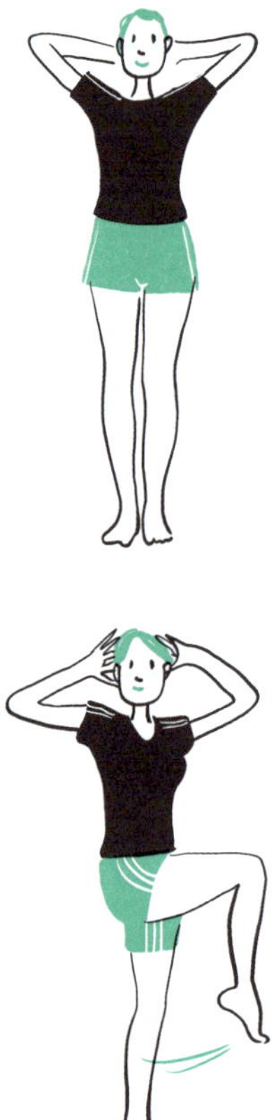

LE BRIDGE

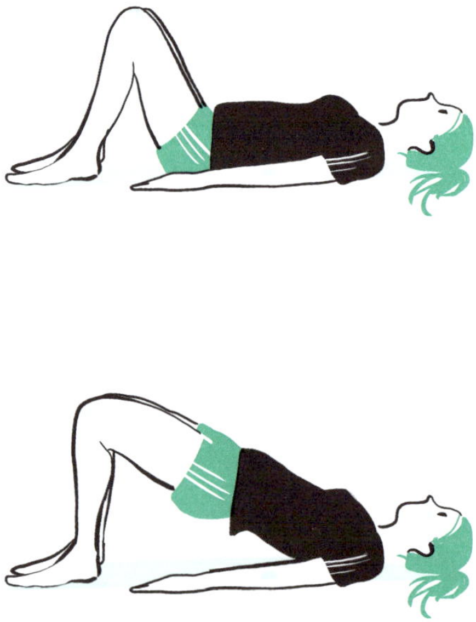

LES HUNDRED

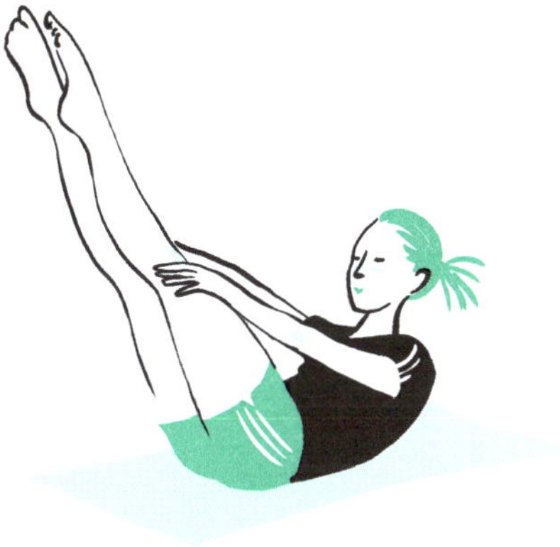

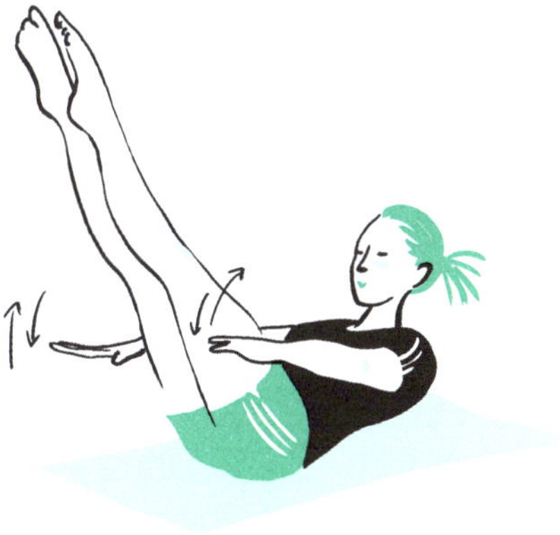

LES BATTEMENTS TRIANGLE

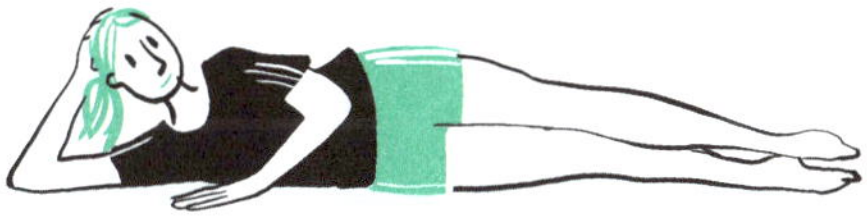

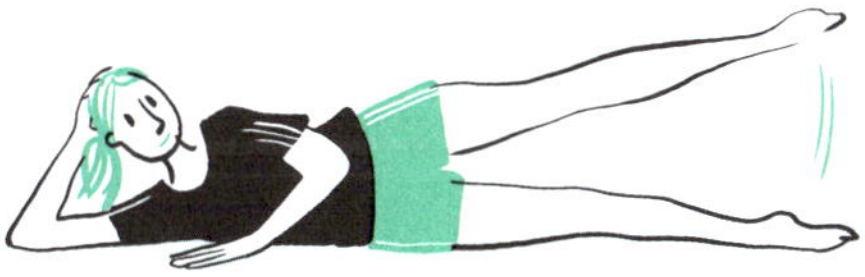

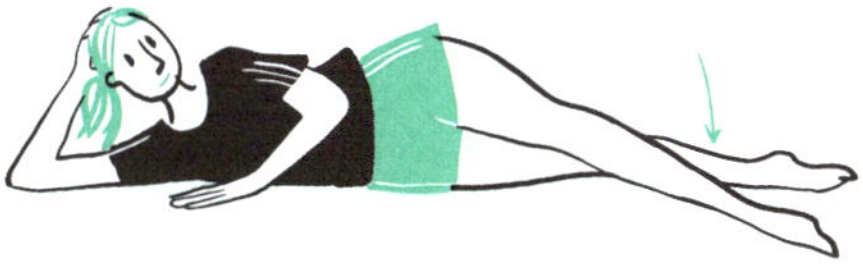

POUR SCULPTER TOUTES LES FACETTES DU DIAMANT

LA PATINEUSE ASSISE

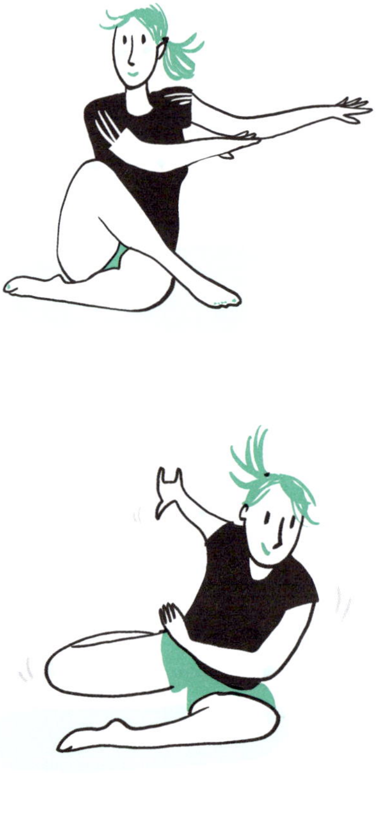

LES FENTES EXTENSION

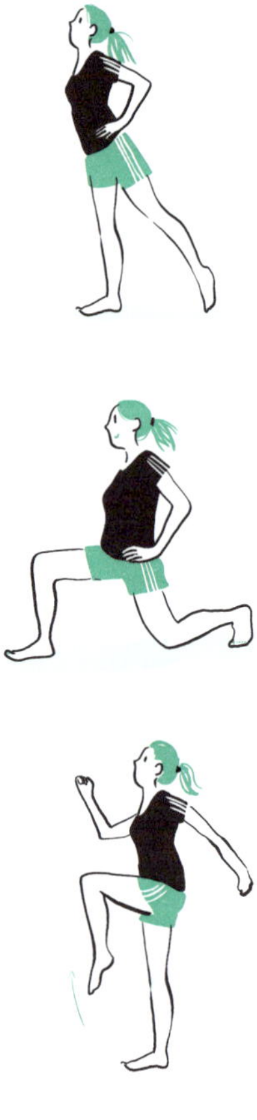

LE PENDULE

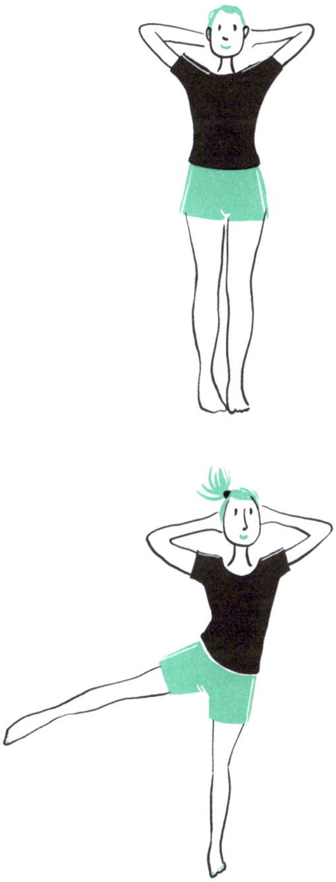

KICK CÔTÉ AVEC OUVERTURE

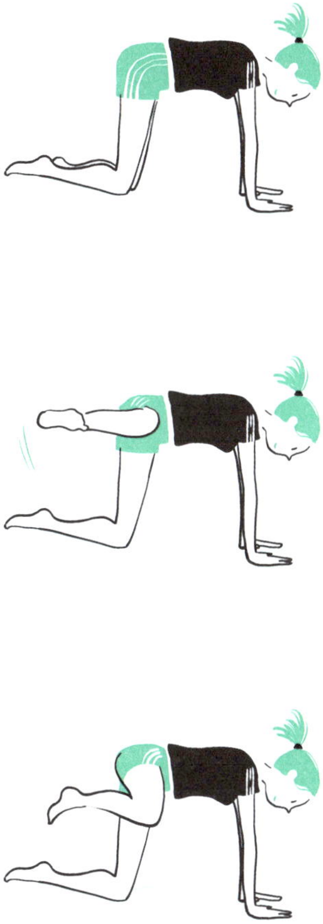

TRAINING 7

POUR UNE SÉANCE PETITE FLEMME

LES BATTEMENTS TRIANGLE

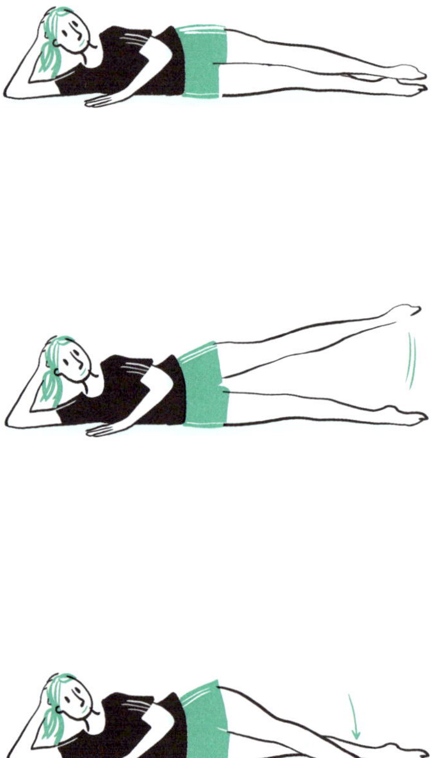

LE COQUILLAGE

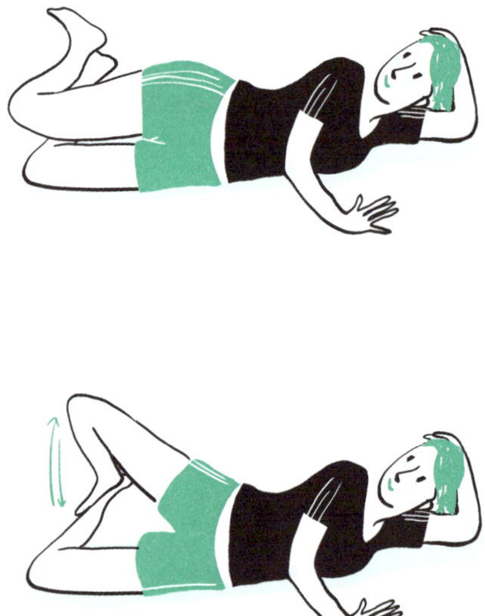

LES CENTAINES

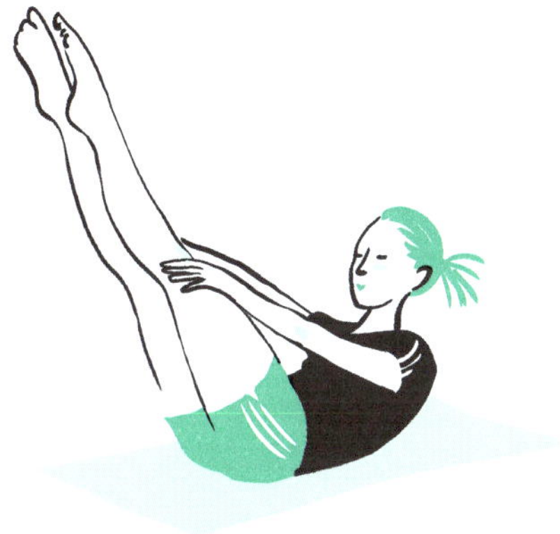

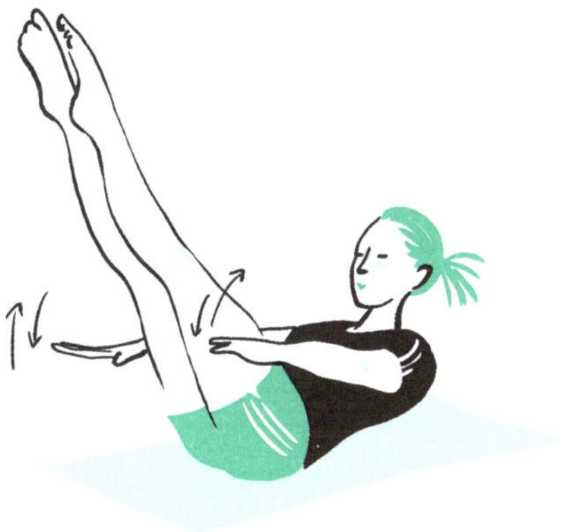

LES CERCLES DE JAMBE

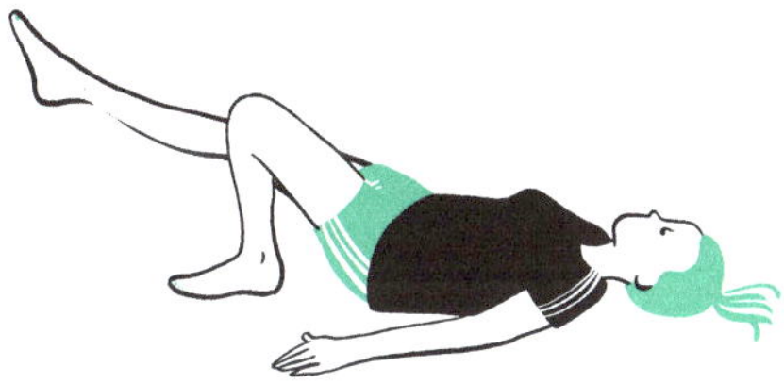

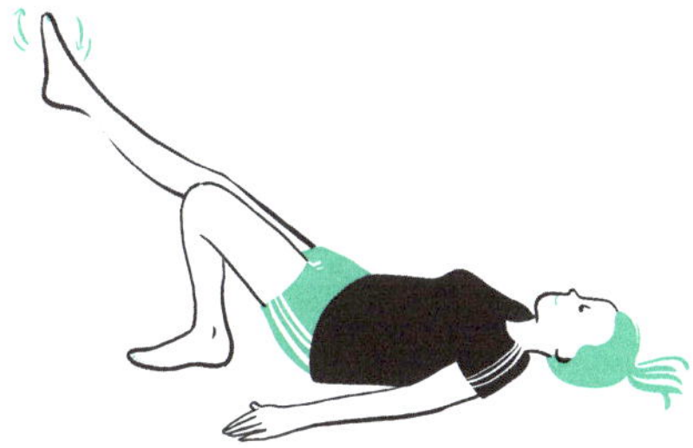

⇨ ZÉRO BLABLA, ÇA VOUS PARLE ?

RETROUVEZ DANS LA MÊME COLLECTION

ANTISTRESS
ASTUCES DE MAMIE
BEAUTÉ NATURELLE
BIKINI
MON DÉFI GAINAGE
BODY SCULPT
MON RÉGIME BRÛLE-GRAISSE
CROSS TRAINING
DÉFI BONHEUR
MON DÉFI RANGEMENT
DÉTOX
FLEURS DE BACH
HIIT
HUILES ESSENTIELLES
MAKE-UP TEINT PARFAIT
MÉDITATION
MON DÉFI MINCEUR
NO DÉCHET
PILATES
RUNNING
RUNNING MINCEUR
SANS GLUTEN
SIX PACKS
VENTRE PLAT
YOGA
ZÉRO SUCRE
TUTOS COIFFURE
-5 KG

MARABOUT
s'engage pour l'environnement en réduisant l'empreinte carbone de ses livres.
Celle de cet exemplaire est de :
1,1 kg éq. CO_2
Rendez-vous sur www.marabout-durable.fr

PAPIER À BASE DE FIBRES CERTIFIÉES

Éditions Marabout (Hachette Livre), 2019.
Achevé d'imprimer en avril 2019, sur les presses de Macrolibros en Espagne pour le compte des Éditions Marabout (Hachette Livre), 58 rue Jean Bleuzen Vanves Cedex
Dépôt légal : avril 2019 – 4154958 – 978-2-501-14057-7

Cet ouvrage est une compilation de trois titres Zéro Blabla : *Bikini*, *Ventre plat* et *Abdos fessiers*